ANGELINE BAUER

Die Angst überwinden und stark sein

MÄRCHEN ZUM GELINGEN DES LEBENS

GÜTERSLOHER VERLAGSHAUS

Die Deutsche Bibliothek – CIP-Einheitsaufnahme

Bauer, Angeline:
Die Angst überwinden und stark sein / Angeline Bauer. –
Gütersloh: Gütersloher Verl.-Haus, 2002
(Märchen zum Gelingen des Lebens)
ISBN 3-579-02382-9

ISBN 3-579-02382-9

Umschlaggestaltung: Init GmbH, Bielefeld, unter Verwendung eines Fotos,
Bildarchiv Gütersloher Verlagshaus.
Satz: Weserdruckerei Rolf Oesselmann GmbH, Stolzenau
Druck und Bindung: Těšínská Tiskárna AG, Český Těšín

Gedruckt auf chlorfrei gebleichtem Werkdruckpapier
Printed in Czech Republic

Besuchen Sie uns im Internet: http://www.gtvh.de

Inhalt

EINFÜHRUNG

MÄRCHEN UND IHRE BESONDERE BEDEUTUNG FÜR EIN GELINGENDES LEBEN

EINFÜHRUNG

Erst wenn du weißt,
wovor ich Angst habe
kennst du mich.

Angeline Bauer

Über die Angst

Angst ist ein elementares Gefühl, und jeder Mensch, jedes Lebewesen kennt sie. Sie begleitet uns von unserer Geburt bis zu unserem Tod, und auch wenn sie uns nicht immer bewusst ist, so ist sie doch da, kann durch einen Schrecken jederzeit ausgelöst werden und ihre Wirkung tun.

Angst hat verschiedene und oft auch ganz gegensätzliche Seiten. Sie ist gekoppelt an den Überlebensinstinkt, der überhaupt nur funktioniert durch die Angst. Somit warnt sie vor Gefahren, schützt vor Unbedachtheiten und lässt uns achtsam und vorsichtig sein. Angst macht uns »klein«, wenn wir feige sind und behindert uns, wenn wir sie nicht überwinden, sie kann uns aber auch Intensität geben. Sie fördert die Kreativität, weil sie uns zwingt, einen Ausweg zu suchen. Sie lähmt, macht unfähig zu reagieren. An anderer Stelle gibt sie einem vielleicht aber die Kraft, über sich hinauszuwachsen. Angst macht krank, zerstört, führt in die Isolation, verbindet aber auch, überwindet Grenzen und gibt den Impuls zur Fortentwicklung. Doch es gibt auch einen lustvollen Aspekt der Angst – wir kennen ihn als »Nervenkitzel« – der manchen von uns dazu verleitet, Gefahrenmomente bewusst herbeizuführen.

Angst tritt immer dann auf, wenn wir in eine Situation geraten, die uns überfordert, der wir uns (noch) nicht gewachsen fühlen. Lassen wir uns trotzdem auf diese Situation ein und geben uns so die Möglichkeit zu erfahren, dass wir die Kraft haben, sie zu meistern, nehmen wir die Angst also an und setzen uns mit ihr auseinander, können wir uns weiterentwickeln und werden an ihr ein Stück reifen. Versuchen wir aber der Angst auszuweichen oder sie zu unterdrücken, werden wir in unserer Entwicklung stehen bleiben und in Abhängigkeiten verharren.

Unser ganzes Leben ist von Angstschwellen gepflastert, die überwunden werden müssen. Jedem Reifungsschritt ging Angst voraus, denn

alles was wir noch nicht kennen oder können überfordert uns ein Stück weit. Schaffen wir es nicht, die Angst mit Mut anzupacken, bleiben wir auf der Strecke.
Ein ganz einfaches Beispiel geben drei Geschwister, die schwimmen lernen wollen. Zwei vertrauen sich trotz ihrer Angst einem Lehrer an, überwinden sie und haben bald Spaß daran, miteinander im Wasser herumzutollen und vom Brett zu springen und malen sich aus, wie schön es sein könnte, nun auch noch Segeln oder Wasserski fahren zu lernen. Das Dritte verharrt aber in seiner Angst vor dem Wasser und verweigert das Schwimmenlernen. Darum kann es nicht an den Spielen der Geschwister teilnehmen, wird als Hasenfuß verlacht und zum Außenseiter. Aber nicht genug damit, unter Umständen kann das Nicht-schwimmen-lernen-Wollen sogar den Tod mit sich bringen, nämlich dann, wenn das Kind ins Wasser fällt und niemand da ist, der es retten könnte.
Dieses Bild vom Schwimmenlernen ist eine Metapher, die wir auf unser ganzes Leben übertragen können. Nicht die Angst schadet uns, sondern das Verharren in ihr.

Angst, Furcht, Panik, Phobie – Was ist der Unterschied?

Unser Wort Angst stammt vom lateinischen Wort *angustus* ab, was so viel bedeutet wie *eng, schmal.* Die Psychologen verstehen unter Angst einen starken, unlustgetönten Affekt, der entweder bei drohender tatsächlicher oder vermeintlicher Gefahr anfallartig über uns hereinbricht oder als quälender, grundloser Dauerzustand *ohne bestimmtes Objekt* auftritt.
Auch das Gefühl der Furcht bezieht sich auf tatsächliche *oder* vermeintliche Bedrohung, im Gegensatz zur Angst ist sie aber objektbezogen und verbunden mit der Tendenz zu Flucht oder Abwehr.

Genau genommen haben wir also Angst zu versagen, aber wir fürchten uns vor großen schwarzen Hunden. Im Sprachgebrauch werden diese beiden Begriffe jedoch nicht so genau getrennt, und darum werde ich in meinen weiteren Ausführungen den Begriff Angst verwenden.

Steigert sich die Furcht oder Angst zur Neurose, spricht man von Phobie. Das Wort *Phobie* kommt aus dem Griechischen und kann mit *Angst* oder *Scheu* übersetzt werden. Benutzen wir es im Sinne von Abneigung oder Ablehnung, sprechen wir zum Beispiel von einer Anglophobie und meinen damit die Ablehnung alles typisch Englischen.

Mit dem Wort Phobie bezeichnen wir aber auch eine neurotische Fehlhaltung, die durch bestimmte Lebewesen, Orte, Objekte oder Situationen ausgelöst wird. Dann sprechen wir zum Beispiel von Klaustrophobie oder einer Spinnenphobie und meinen damit eine von Panik bestimmte Angst, die in engen Räumen auftritt oder die durch eine Spinne oder auch nur durch das Betrachten eines Fotos von ihr ausgelöst werden kann.

Von Bakterien über Gewitter bis hin zu Katzen – es gibt kaum etwas, das nicht zum Objekt einer Phobie werden kann.

Angstobjekte sind aber meist nur vorgeschoben, um der Angst einen Gegenstand zu geben und sie damit erträglicher zu machen. So könnte zum Beispiel die phobische Angst vor Schlangen in Wahrheit eine Angst vor Sexualität sein – mehr dazu später.

Die Psychoanalyse führt alle Angst auf die *Angst vor Verlust der geliebten Person* zurück und verbindet das mit dem Geburtstrauma, also der Trennung von der Einheit mit der Mutter. Angst gilt außerdem als Konfliktsignal und ist Kennzeichen aller Neurosen.

Angst ist das Grundgefühl der endogenen Depression. Beim Grundgefühl von Psychosen ist die Angst aber nicht klar von der Furcht zu trennen.

Die Steigerung von Angst hin zur Panik findet, wie übrigens alle Angst, hauptsächlich im Denken statt. Dabei handelt es sich meist

um Angst vor der Angst, die sich langsam entwickelt hat. Aber auch eine *plötzlich* auftretende übersteigerte Angst, kann zur Panik werden.
Panik führt oft zu unüberlegten Fluchtreaktionen. Wo Massenpanik eine Katastrophe ausgelöst hat, beklagen wir die meisten Toten im Allgemeinen durch solche Fluchtreaktionen und nicht durch das auslösende Ereignis selbst.

Körperliche Symptome der Angst

Hat ein Mensch Angst, stellen sich unspezifische körperliche Affektsymptome ein. Die Pupillen weiten sich, Herzfrequenz und Atmung beschleunigen sich, es treibt uns den Schweiß in die Poren, der Mund wird trocken, wir zittern, werden blass, unruhig, bekommen unter Umständen Durchfall oder können den Urin nicht mehr halten. Des Weiteren kann es durch Angst zu Flucht- und Abwehrtendenzen kommen, sie kann aber auch im Gegenteil zu Lähmungen (Totstellreflex) führen.
Aber nicht nur in körperlichen sondern auch in geistigen Leistungssituationen kann starke Angst eine Art Lähmung bewirken, die zur Abnahme der Leistung führt – man denke nur an die Prüfungsangst, die (wie auch die Angst vor sexuellem Versagen) zu den so genannten »Erwartungsängsten« gezählt wird.

Was bei dem Gefühl der Angst in unserem Körper genau abläuft, ist Folgendes:

- Wir nehmen etwas wahr (z. B. über die Augen oder die Haut), das wir als gefährlich einstufen und das Angst auslöst.
- Die Nachricht Gefahr wird sofort ans Gehirn (Großhirnrinde, Hypophyse, Thalamus) und von da aus an andere Körperteile weitergeleitet.

- Durch einen Adrenalinstoß werden Atmung, Kreislauf und Muskeltätigkeit angeregt, der Körper gleichsam in Höchstalarm versetzt. Das Herz pumpt nun verstärkt Blut in die Muskeln, wodurch die Haut geringer durchblutet wird, was uns blass werden lässt.
- Die Leber setzt Zuckerreserven frei und die Bauchspeicheldrüse vermindert die Insulinproduktion, wodurch sich der Blutzuckerspiegel erhöht.

All das passiert, um die Energie bereitzustellen, die wir benötigen, um die tatsächliche oder auch nur angenommene Gefahr zu bewältigen.

Woher rührt die Angst?

Angst ist zum Teil in den Genen verankert, zum größeren Teil aber haben wir sie im Verlauf unseres Lebens »erworben«. Es gibt praktisch nichts, wovor wir nicht Angst entwickeln könnten. Schon ein kleiner, harmloser Käfer kann manchen in Panik versetzen, andere wiederum haben Angst vor Pferden, dunklen Räumen, einer bestimmten Krankheit oder vor Menschenansammlungen.

Vor allem Vorbilder wie Eltern, Geschwister, Freunde, Lehrer usw. übertragen Ängste auf Kinder. Oft geht das sehr subtil.

Ein Erwachsener führt sein zweijähriges Kind auf der Straße an der Hand. Plötzlich kommt ein Hund aus einer Einfahrt. Der Erwachsene reißt das Kind auf seinen Arm und bleibt wie erstarrt stehen. Er sagt zum Kind: »Das ist ein braver Hund!«, aber das Kind spürt ganz genau die Angst des Erwachsenen. In Zukunft wird das Kind wahrscheinlich ebenfalls Angst vor Hunden haben und die Aussage »das ist ein braver Hund« im Umkehrsinn verstehen – nämlich »Hund ist böse«. So lernen wir Angst zu haben vor Dingen oder Situationen, die wir tatsächlich nie als gefährlich erlebten, und trotzdem sind wir im Innersten von ihrer Gefahr überzeugt.

Wir lernen aber auch durch eigene Erfahrungen. Ein Kind, das sich an einer heißen Herdplatte verbrannte, wird in Zukunft vorsichtig mit Herdplatten sein – und es wird seine Ängste vermutlich nun seinerseits weitergeben. Vielleicht sagt es: »Heiß!«, wenn die Mutter am Herd hantiert und ist ängstlich besorgt, dass sie sich verletzen könnte.

Spinnen wir die Geschichte von der heißen Herdplatte weiter, um aufzuzeigen, wie weitgreifend so eine negative Erfahrung unser Leben bestimmen kann:

Das Kind ist noch zu klein, um den Unterschied zwischen einer heißen (gefährlichen) und einer kalten (ungefährlichen) Herdplatte zu erkennen. Nun hat es grundsätzlich vor *allen* Herdplatten Angst und zusätzlich auch noch vor allem, was rund, flach und schwarz ist und darum einer Herdplatte gleicht.

Damit aus dieser an sich sinnvollen Angst vor einer heißen Herdplatte keine neurotische Angst wird, muss der Erwachsene dem Kind den Unterschied zwischen heiß und kalt erklären, ihm zeigen, dass man die kalte Platte durchaus anfassen kann, wie man gefahrlos herausfinden kann, ob eine Herdplatte heiß ist und wie man sehen kann, ob der Herd ausgeschaltet ist. Das heißt, der Erwachsene beschäftigt sich mit dem Kind und *redet* mit ihm über die Gefahr, so dass das Kind sie einschätzen und mit ihr umgehen lernt.

Eine andere mögliche Reaktion des Erwachsenen wäre, das Kind laut zurechtzuweisen: »Siehst du, das kommt, weil du nie folgst!« und dem Kind zu verbieten, sich in Zukunft dem Herd zu nähern. Der Herd würde für das Kind »gefährlich« bleiben, es würde nicht lernen, mit der Gefahr umzugehen und es würde Kausalverbindungen zwischen Herd, Gefahr und Strafe herstellen. Ein paar Jahre später hätte das Kind dann auf der intellektuellen Ebene zwar verstanden, dass der Herd nicht gefährlich ist und wir ihn zum Kochen unbedingt brauchen, doch im Innersten würde die Angst weiterbestehen. Sie würde sich dann aber vielleicht gar nicht mehr als Angst vor einem Herd äußern, sondern wäre auf ein Ersatzobjekt verschoben, mit dem das Kind nicht täglich und unausweichlich konfrontiert sein würde. Es könnte zum Beispiel eine »unerklärliche« Angst vor offenem Kaminfeuer haben und sich sträuben, ein Haus zu betreten, in dem so ein Feuer brennt.

Sicher, das Beispiel von der Herdplatte hinkt ein wenig, weil es gar so simpel ist. Andererseits ist gerade darum leichter zu verstehen, was gemeint ist.

Stellen wir uns einen diffizileren Fall vor. Ein zehnjähriges Mädchen – nennen wir es Karin – wurde missbraucht. Weil sie das Erlebnis nicht verarbeiten konnte, musste sie es verdrängen. Jahre später hat Karin dann »vergessen«, was passiert ist, aber gleichzeitig zeigt sie eine »unerklärliche« Angst vor Schlangen. Schon ein Foto versetzt sie in heftige Panik. Niemand versteht das, weil Karin doch nie ein negatives Erlebnis mit einer Schlange gehabt hatte und es auch keinen anderen in der Familie gibt, der Angst vor Schlangen hat.

Der »Trick« mit der Objektverschiebung hilft ihr, zu überleben. Karin hat ihre nicht verarbeitete Angst an ein »harmloses« Ersatzobjekt geheftet. Harmlos, da es leicht vermeidbar ist. Die Gefahr in einer deutschen Stadt auf eine Schlange zu treffen, ist für Karin äußerst gering, mit Männern hingegen muss sie leben.

Vom Umgang mit der Angst

So sehr die Angst zu unserem Leben gehört, so vielfältig sind auch die Methoden, sie zu bewältigen, zu verdrängen oder zu vermeiden. Magie, Religion, Philosophie, Psychologie und Wissenschaft – sie alle haben sich bemüht, ihren Teil zur Angstbewältigung beizutragen und immer wieder neue »Rezepte« erfunden, die helfen sollen, Angst zu überwinden.

Zum Teil ist das auch gelungen. Ein Mensch, der sich in seinem Glauben geborgen fühlt, wird besser mit seiner Angst umgehen können, als einer, dem jegliches Vertrauen in eine höhere Macht fehlt. Ein Mensch, der psychologische Zusammenhänge erkennt und sie für sich nutzen kann, wird so manche »Angstfalle« durchschauen und ihr nicht mehr ausgeliefert sein. Ein Wissenschaftler, der genau erklären kann, warum eine Sonnenfinsternis stattfindet, wird dabei nicht an einen Weltuntergang denken. Aber ganz angstfrei wird niemand leben können, und wenn jemand behauptet, Menschen zu einem angstfreien Leben verhelfen zu können, sollte man dem mit äußerster Vorsicht begegnen.

Angst ist ein Urinstinkt. Sie gehört zu unserem Dasein wie Liebe, Freude oder Trauer, und hätten wir sie nicht, wären wir nicht ganz und würden uns in ständiger Lebensgefahr befinden. Nur wenn die Angst unnatürliche, auffallende Ausmaße annimmt, sollten wir uns Gedanken machen und etwas dagegen unternehmen.

Weil Angst Angst macht, haben wir die Neigung, sie zu vermeiden und die verschiedensten »Tricks« entwickelt, sie zu überspielen oder zu verdrängen. Wir verleugnen oder bagatellisieren sie, verschieben sie auf andere Objekte, die keine wirkliche Gefahr für uns darstellen, verändern unser Leben, um ihr nicht begegnen zu müssen, geben Verantwortung und Zukunftspläne auf, lenken uns ab oder nehmen gar Medikamente gegen sie ein, die unser Bewusstsein trüben. In England wird derzeit sogar ein Medikament erprobt, das gegen Schüchternheit, die ja ebenfalls eine Form der Angst ist, helfen soll.

Doch gewonnen ist damit nichts, im Gegenteil, die Angst will und muss gesehen werden, und wird sich darum desto heftiger gegen uns wenden je mehr wir sie negieren.

Die Folgen können sein:

- Zwanghaftes Verhalten wie Kleptomanie oder Klaustrophobie
- Suchtkrankheiten wie Alkoholismus, Drogenabhängigkeit oder Essstörungen

- soziales Fehlverhalten wie notorisches Lügen oder
- körperliche Symptome wie Herzrasen, Kopfschmerzen, Zittern usw.

Die konstruktivste und »gesündeste« Art, mit der Angst umzugehen, ist die Auseinandersetzung mit ihr, so wie ich das bereits im Beispiel mit der heißen Herdplatte aufgezeigt habe. *Sie annehmen, sich wahrnehmen in der Angst, ist die Voraussetzung dafür, sie bewältigen zu können.*
Nicht immer können wir das ohne fremde Hilfe, eben weil wir ständig wieder in den Mechanismus verfallen, die Angst zu verdrängen und nicht hinzusehen, wenn wir glauben, jetzt wird eine Erinnerung (bzw. das Gefühl, das diese Erinnerung auslöst) zu bedrohlich für uns. Wenn das der Fall ist, wenn wir merken, dass die Angst uns im Griff hat und nicht umgekehrt, sollten wir uns fachlichen Rat holen, uns einem Therapeuten anvertrauen, der uns an der Hand nimmt und uns hilft, Ursprünge aufzudecken und Zusammenhänge zu erkennen.

Kinder und Angst

Die Angst gehört zum Kindsein. Nur indem Kinder Angst haben, können sie lernen, sie zu überwinden. Um so wichtiger ist es, dass Erwachsene ihnen in ihrer Angst beistehen und ein Vorbild sind. Vorbild sein heißt aber nicht, nie Angst zu haben sondern vorzuleben, dass Angst zum Menschsein gehört, dass man sie immer wieder neu überwinden muss und das auch kann, wenn man sich ihr stellt.
Gewisse Ängste gehören zum jeweiligen Entwicklungsstadium eines Kindes und sind deshalb ganz natürlich. Sie tauchen auf und gehen wieder, und es zeigt sich, dass das Kind danach, ähnlich wie nach einer durchgestandenen Kinderkrankheit, stärker und reifer geworden ist. Durch die Selbsterfahrung und die Selbstreflexion im Umgang mit der Angst, konnte es Position beziehen und sich als stark, vital und aktiv erleben.

Anhaltendes sozial unsicheres Verhalten, das von Ängstlichkeiten bestimmt ist, wirkt sich hingegen negativ auf die Entwicklung eines Kindes aus. Es verhindert, dass das Kind reift, Sicherheit und Kompetenz erwirbt. Kinder, die in ihren Ängstlichkeiten verhaftet bleiben, werden auch als Erwachsene unselbstständig und abhängig sein.
Bei ängstlichen Kindern ist deshalb eine Erziehung ganz besonders wichtig, die sie anhält, sich aktiv mit ihrer Umwelt auseinanderzusetzen.
Kinder (wie Erwachsene) neigen dazu zu vermeiden, was ihnen Angst macht. Deshalb ziehen sich schüchterne, ängstliche Kinder zurück, stehen am Rande und sehen zu, wie andere spielen und gehen neuen Kontakten und unbekannten Situationen aus dem Weg. Eltern sollten dieses Verhalten nicht unterstützen, sondern liebevoll aber beharrlich dafür sorgen, dass ihr Kind sich nicht von altersgemäßen Aktivitäten zurückzieht.
Wichtig ist dabei, darauf zu achten, dass es sich weder über- noch unterfordert. Wagt es nichts, gewinnt es nichts. Vermeidet es Herausforderungen, bedeutet das, es gibt seiner Angst nach.
Bei ständiger Überforderung hingegen, würde es kein Erfolgserlebnis mehr haben, und das verstärkt wiederum die Angst.

Kinder und das Gespenst unterm Bett

Ein weiterer wichtiger Punkt, der beachtet werden sollte: Kinder bis etwa zum siebten Lebensjahr können nicht klar zwischen Realität und Gedankenwelt unterscheiden. Wenn sie ein Gespenst sehen, ist das Wirklichkeit für sie. Es wäre fatal, ihnen ausreden zu wollen, dass da ein Gespenst ist. Sie würden sich unverstanden und nicht ernst genommen fühlen und den Erwachsenen als »Lügner« wahrnehmen. Besser wäre es, das Kind anzuregen, über das, was ihm Angst macht, zu reden, es zu malen, ihm ein Gesicht zu geben. So verliert das Be-

drohliche nach einiger Zeit von ganz alleine seinen Schrecken und wird auf spielerische Art in die Welt des Kindes integriert.
Es geht also nicht darum, Kindern die Angst irgendwie »wegzuzaubern«, sondern es geht darum, sie zu lehren, die Angst anzunehmen und sich mit ihr auseinanderzusetzen.
Merkt das Kind, dass es ernst genommen wird, darf es erzählen und wird ihm zugehört, schafft das eine Atmosphäre von Vertrautheit und Sicherheit – und wenn ein Kind sich sicher fühlt, wird es auch stark genug sein, die Angst bewältigen zu können.
Wenn man allerdings merkt, dass ein Kind trotz alle dem nicht fähig ist, seine Angst zu bewältigen – wenn es zum Beispiel einnässt oder einkotet, verschreckt oder verstört reagiert, nicht handelt sondern sich beständig zurückzieht – dann liegen vermutlich Angststörungen vor, und man sollte das unbedingt von einem Kinderpsychologen abklären lassen.

Das Spiel mit der Angst

Im Kleinen kennen wir es alle, das Spiel mit der Angst. Wer von uns war nicht schon mal auf dem Rummelplatz und hat sich in der Geisterbahn, der Achterbahn, auf sonst einem der vielen modernen Vergnügungsgeräte oder sogar beim Bungee-Jumping einen »Angstkick« geholt. Oder man denke an die vielen sehr erfolgreichen Filme und Bücher die einen »in Angst und Schrecken versetzen« oder einem das Gruseln lehren.
Auch bei Kindern kann man immer wieder beobachten, dass sie sich Angsterlebnisse verschaffen. Obwohl mein Sohn als Zehnjähriger Angst auf dem »Fliegenden Teppich« (Rummelplatz) hatte, wollte er gleich noch eine Fahrt anhängen, und obwohl die Tochter meiner Freundin, die eine Ballettschule besuchte, vor Lampenfieber »fast starb«, wollte sie nichts lieber als auftreten. Die 17-jährige Tochter

einer anderen Freundin wiederum sah sich mit Vorliebe im Kino blutige Horrorfilme an.

Das Lustempfinden durch die »kontrollierte« Angst hat weniger mit der Angst selbst zu tun, als mit dem Erlebnis, Mut zu haben und Angst überwinden zu können. Das treibt Menschen auf hohe Berge, in die Tiefen der See, in Rennwagen oder – leider auch das – in falscher Richtung auf die Autobahn.

In einem Bericht des Spiegels (Heft 15/2001) war zu lesen, dass immer mehr Jugendliche bereit sind, ihr Leben aufs Spiel zu setzen, um einen »Hochspannungsflash zwischen Angst- und Allmachtsgefühl« zu erleben. Sie turnen nachts über die Autobahn, zünden sich an, hängen sich an U- oder S-Bahnen oder benutzen das Geländer einer Autobahnbrücke als Schwebebalken.

Um in der Clique anerkannt zu werden, verdrängen Jugendliche ihre natürliche Angst und setzen sich lebensgefährlichen Mutproben aus. Gar nicht so selten passiert es dann auch, dass der Kick, der bei extremen Grenzerfahrungen erlebt wird, zur Sucht führt und, um die Sucht zu befriedigen, immer neue und gefährlichere »Abenteuer« bestanden werden müssen.

Ärzten, Psychiatern und Psychologen zufolge, die mit Jugendlichen arbeiten, die sich ihre Anerkennung nur noch über solch riskante Mutproben holen, sind diese erheblich traumatisiert und in ihrem Selbstwertgefühl meist tief verletzt.

Im Gegensatz zu Leuten wie Reinhold Messner, die ihre Angst ganz bewusst mit in ihr Tun einbeziehen, sich an ihr orientieren und sie immer wieder neu zu überwinden suchen, negieren und unterdrücken solche Jugendliche ihre Angst. Von einer Angstbewältigung oder einem kreativen und positiven Umgang mit der Angst kann da überhaupt nicht gesprochen werden.

Heilende Kräfte im Märchen

Märchen sind keineswegs nur für Kinder da. Es sind Geschichten, die ehemals von Erwachsenen für Erwachsene erdacht wurden, um durch sie soziale Erfahrungen und Weltdeutungen weiterzugeben und sich mit ihnen die langen Winterabende oder die Zeit in den Spinnstuben zu vertreiben. Auch die Gebrüder Grimm haben sich erst in späteren Ausgaben und Bearbeitungen ihrer Märchensammlungen ausdrücklich an Kinder gerichtet. Mitte des 19. Jahrhunderts wurden die Märchen dann immer mehr verniedlicht und schließlich in die Kinderzimmer verwiesen.

Seit einigen Jahren erleben Märchen auch bei den Erwachsenen ein »Comeback«. Sprachforscher, Gesellschaftsforscher, Philosophen und Psychologen haben sie wiederentdeckt und sich eingehend mit ihnen auseinandergesetzt.

Immer öfter hört man nun auch, dass Märchen heilen (helfen) können. Aber wie kann das gehen?

Heil sein bedeutet Ganzsein, und Ganzsein ist nichts anderes, als jedes Teilstück eines großen Ganzen wahrzunehmen und zu integrieren.

Hier passt das Bild eines Puzzles. Auch wenn von tausend Stücken nur drei fehlen, ist das Bild unvollständig, und wir sind unzufrieden und machen uns auf die Suche nach den verlorenen Teilen, wühlen in Kisten, schauen in anderen Puzzles nach, durchforsten Schubladen und Schränke. Aber vielleicht finden wir die Teile nicht, weil es dort, wo sie verloren gingen, dunkel ist und wir Angst haben hinzusehen. Märchen helfen uns, Licht in diese dunkle Ecke in unserem Innersten zu bringen, die wir uns nicht so gerne ansehen, weil wir fürchten, sie könnte irgendeinen Schrecken für uns bereithalten. Sie verwickeln uns in ein Geschehen, das wir ohne Angst betrachten können, weil wir glauben, dass es nicht uns selbst betrifft sondern nur z. B. die armen, hungrigen Kinder, von denen das Märchen handelt. Und doch, ganz tief im Innersten verstehen wir: »Hänsel und Gretel, das bist ja du! Du leidest zwar keinen körperlichen Hunger, aber emotionalen. Und sieh an, es gibt ja sogar eine Lösung für dieses Problem! Vielleicht musst du nur diesem gefährlichen unzufriedenen Anteil in dir (Hexe), der immer mehr fordert und dich auffressen will, die Stirn bieten und ihn dem Feuer übergeben (in den Backherd stoßen), damit er in etwas Positives verwandelt wird. Dann bist du frei für das Leben und die Liebe.«

In diesem Sinne verfügen Märchen über eine Zauberkraft, die mit bunten Bildern auszudrücken vermag, was uns beschäftigt und was wir im Alltäglichen vermeiden, weil wir Angst haben hinzusehen. Aber Angst, die verdrängt und nicht integriert wird, ist weitaus gefährlicher als das, was sie ausgelöst hat. Deshalb *müssen* wir uns mit ihr beschäftigen und auseinandersetzen.

Ein Großteil unserer Märchen handelt direkt oder indirekt von Angst: Ein schreckliches Ereignis bedroht den Lebensprozess, doch der Märchenheld oder die Märchenheldin meistert alle Probleme und wird am Ende glücklich, reich oder KönigIn.

Wer ein Märchen hört oder liest und sich identifiziert, erlebt so an der Seite des Märchenhelden die Angst, sich zum Beispiel fortzuentwickeln, zu versagen, verlassen zu werden oder Verantwortung zu übernehmen, geht mit ihm durch diese Angst hindurch und erfährt, dass er stark und mutig sein kann, und dass es für Probleme, auch wenn zu Anfang alles hoffnungslos erschien, eine Lösung gibt.

Märchen helfen uns auch dabei, ein Thema aus verschiedenen Blickwinkeln zu betrachten. So gibt es Märchen von der Angst, die in den Vordergrund stellen, was mit Menschen passiert, die solche Gefühle unterdrücken. Andere, die uns zeigen, wie unsympathisch feige Menschen sind, und dass gerade sie oft keine Bedenken haben, skrupellos zu handeln. Wieder andere, wo jemand das Harmlose nicht erkennt, weil er nicht richtig hinsieht, wie zum Beispiel die Räuber in der Geschichte von den Bremer Stadtmusikanten. So beleuchten Märchen ein Thema von vielen Seiten, und wir eignen uns mit ihrer Hilfe eine ganzheitliche Sichtweise an.

Kinder und der kreative Umgang mit Märchen

Um Angst verarbeiten zu können, muss ein Kind die Möglichkeit bekommen, sich gedanklich, verbal und aktiv (z. B. durch Märchenerzählen, Malen, Spielen) mit ihr auseinanderzusetzen. Weil Angst aber Angst macht, neigen Kinder wie Erwachsene dazu, sie zu vermeiden, und weil Eltern nicht wissen, wie sie ihre Kinder auf sanfte und vertretbare Weise mit ihren Ängsten konfrontieren können, lassen sie es lieber gleich bleiben.
Das Vorlesen eines Märchens kann der Interaktion von Kindern und Erwachsenen als Gesprächsgundlage und -angebot dienen und ganz leicht diese schwierige Hürde nehmen. Märchen bringen nicht nur Ängste zur Sprache, sondern helfen auch Antworten zu finden, und gleichzeitig sind sie unverfänglich, denn das Kind hat selbst in der Hand, ob und in wie weit es sich auf die Geschichte einlassen will.
Man sollte Kindern ein Märchen niemals aufdrängen. Wenn es gerade dieses nicht, ein anderes aber zum zehnten Mal hören will, dann hat es seine ganz eigenen Gründe dafür. Aber haben Kinder vor einem bestimmten Märchen Angst, sollte man dieses Märchen nicht einfach unter den Tisch kehren, sondern nachfragen was diese Ängste auslöst und über sie sprechen.
In einem Gespräch über Märchen hat mir eine Frau einmal sehr erbost gesagt: »Ich fand Märchen als Kind schrecklich grausam, besonders die sieben Geißlein, und ich hatte immer Angst vor dem Wolf. Wo soll da bitte schön der erzieherische Wert liegen?« Bei näherem Nachfragen stellte sich dann heraus, dass ihre Mutter ihr immer Angst machte und drohte: »Wenn du nicht brav bist, holt dich der

Wolf!« Wer Märchen auf diese Weise einsetzt, schadet dem Kind natürlich mehr, als er ihm nützt.

Seit sogar schon kleinste Kinder einen eigenen Kassettenrekorder haben, werden oft nur noch Märchenkassetten eingeschoben, und auf das Vorlesen wird ganz verzichtet. Eltern, die das tun, ahnen nicht, wie wichtig das *gemeinsame* Erleben der Märchen für Kinder ist und denken nicht darüber nach, dass das Kind gerade auch durch die »kuschelige« Atmosphäre beim Märchenerzählen, die Nähe der Eltern und das täglich wiederkehrende Ritual so viel Wärme und Geborgenheit erfahren, dass sie daraus Kraft schöpfen können für die vielen kleinen und großen Ängste und Nöte ihres Kinderalltags. Außerdem kann ein Kassettenrekorder vom Kind nicht befragt werden. Es gibt kein Gespräch, keinen Rat, keine Möglichkeit, der Geschichte Raum zu geben und sie selbst fortzuentwickeln.

Beim Vorlesen von Märchen sollte ganz auf das Kind eingegangen werden. Es sollte die Möglichkeit haben, Zwischenfragen zu stellen und eigene Gedankengänge zu entwickeln. Dabei sollten Erwachsene dem Kind aufmerksam zuhören. Nicht nur, um etwas über seine innersten Nöte zu erfahren, sondern auch, um dem Kind die dringend benötigte Aufmerksamkeit zu geben. Durch das Vorlesen, im Gespräch über das Märchen, durch das Malen und Nachstellen verschiedener Szenen, kann das Kind sich seiner Angst von allen Seiten nähern und eigene Lösungsmodelle entwickeln.

Wenn Märchen, was vorkommt, sehr lang sind, sollte darauf geachtet werden, dass genügend Zeit bleibt, es ganz zu lesen. Denn die Lösung findet sich natürlich erst am Ende des Märchens, und auf halber Strecke abzubrechen bedeutet, dass das Kind mit seinen Fragen und seinem Bangen um den Märchenhelden oder die Märchenheldin alleine bleibt.

Märchen kontra Kindergeschichten

Man hört immer wieder Eltern, die sagen, ein Großteil der Märchen sei viel zu grausam für Kinder. Riesen, Drachen, Ungeheuer, Geschwisterrivalitäten, rollende Köpfe, barbarische Strafen – da lesen sie dann doch lieber eine der vielen niedlichen Kindergeschichten vor. Zum Beispiel vom Häschen, das Zahnweh hat oder vom Bambi, das sich im Wald verlief. Schade, denn diese Eltern vergessen, dass ja gerade das »Angstmachende« im Märchen hilft, die Angst zu überwinden. Und sie vergessen auch, dass Kinder ein ganz anderes Verständnis von Grausamkeit haben. Ein abgeschlagener Kopf hat für ein Kind nicht dieselbe Bedeutung wie für einen Erwachsenen, und ein abgeschnittener Finger im Märchen, das wissen Kinder, fehlt nicht wirklich oder kann durch einen Zauberspruch wieder anwachsen.

Im Schutz der Eltern und der warmen Geborgenheit des Kinderzimmers können an der Hand eines Märchenhelden oder einer Märchenheldin alle Schrecken überwunden werden. Was bleibt ist die »Erfahrung«: Es gibt eine Lösung, ich bin stark, und wenn meine Kraft mal nicht ausreichen sollte, kommt von irgendwoher doch noch Hilfe. Und genau das ist die Grundausstattung an Vertrauen, die wir benötigen, um durchs Leben zu kommen.

Es war einmal – mein Lieblingsmärchen

Wir erleben oft, dass Kinder ein bestimmtes Märchen immer wieder hören wollen – so lange nämlich, bis sie in sich den Konflikt, den das Märchen bearbeitet, gelöst haben. So sind sie am Ende mit und durch den Märchenhelden gereift. Durch das oder die Lieblingsmärchen eines Kindes können Eltern viel über ihre Sprösslinge erfahren, denn es zeigt, womit sie sich beschäftigen, was in der Kinderseele bereits »erledigt« oder immer noch Thema ist.

Aber auch selbst kann sich ein Erwachsener mit Hilfe der Kinder-Märchen besser kennen lernen – wenn er sich nämlich fragt, welche Märchenszenen ihm aus seiner Kindheit noch in Erinnerung sind, wenn er sich dann diese erinnerten Märchenszenen genau ansieht und mit dem Original des Märchens vergleicht. Oft sind die erinnerten Bilder ganz andere, sind verzerrt, geschönt oder viel grausamer als in Wahrheit. So werden persönliche Ängste und Komplexstrukturen aus der Kindheit sichtbar, und man wird, wenn man sich selbst gegenüber ehrlich ist, feststellen können, ob das Thema inzwischen verarbeitet ist oder doch noch eine Rolle spielt.

Ein gutes Beispiel für diese These gibt eine meiner ehemalige Klientinnen, die ganz fest davon überzeugt war, dass die Goldmarie im Märchen *Frau Holle* das Brot nicht aus dem Herd holen wollte. Diese Szene, das Schütteln der Kissen bei Frau Holle und dass Goldmarie am Schluss mit Gold überschüttet wurde, war alles, woran sie sich noch erinnerte.

In Wahrheit hat Goldmarie aber all die ihr angetragenen Arbeiten gut und fleißig erledigt. Es ist ihre Schwester, die Pechmarie, die sich verweigert und darum am Ende mit Pech übergossen wird.

Die Klientin war zu Hause so etwas wie das »schwarze Schaf der Familie« gewesen. Im Gegensatz zu ihren beiden Schwestern, die sie als angepasst und sich anbiedernd schilderte, wollte sie nicht lernen und auch sonst nicht tun, was von ihr erwartet wurde. Sie hatte, wie sie es ausdrückte, »ihren eigenen Kopf«, wofür sie oft mit Liebesentzug bestraft wurde. Vermutlich vertauschte sie als Kind in ihrer Phantasie Goldmarie und Pechmarie, um sich selbst einen Wert zu geben – nur so konnte sie sich ihr Selbstbewusstsein erhalten.

Carl Gustav Jung (einer der Begründer der modernen Psychotherapie) und seine Anhänger sehen Märchen als symbolische Darstellung von allgemeinmenschlichen Problemen an, die (meist) auch ein Lösungsmodell mitliefern. Wir alle, ob jung oder alt, verstehen ganz tief in unserem Innersten diese Symbolbilder und erkennen uns und unsere Probleme in ihnen. Folgen wir den Lösungsmodellen, die sie uns anbieten, lernen wir, kreativ mit Gefahrensituationen umzugehen.

In der Welt der Erwachsenen herrscht der Intellekt vor. Wir versuchen, alles was uns passiert, über den Kopf zu begreifen und zu bewältigen. Die Welt der Kinder (und auch die Welt des Kindes im Erwachsenen) besteht aus Bildern. Wenn wir Märchen hören, treffen sie uns darum auf einer anderen als der Vernunftebene, und meist liegt die viel tiefer.

Ein schönes Beispiel hierfür ist die Geschichte von Momo und den Zeitdieben, die Michael Ende schrieb und die mit so großem Erfolg bei Kindern *und* Erwachsenen ankam. Man kann einem Menschen hundertmal erzählen, dass es nicht gut für ihn ist, immer nur herumzuhetzen, nie Zeit für das Wesentliche zu haben, und wie paradox es ist, »Zeit sparen« zu wollen – die Worte werden für den Wind sein. Die Geschichte von Michael Ende heftet sich aber im Unterbewusstsein an, und nur der Name Momo wird genügen, ein komplexes Bild von der Unsinnigkeit des eigenen Tuns wach werden zu lassen.

Bilder sind also viel wirksamer und nachhaltiger als Worte. Sie verankern sich in unserem Innersten und sind sofort abrufbar. Das trifft auf alle Bilder zu – auf die positiven, aber natürlich auch auf die negativen. Aus diesem Grund versuchen viele psychotherapeutischen Therapieformen, negative innere Bilder durch positive zu ersetzen, womit sie viel Erfolg haben.

Eine dieser Therapieformen ist das geführte Tagträumen, oder wie es fachlich korrekt heißt, die Katathym-imaginative-Psychotherapie. Anhand der inneren Bilder, die ein Klient in seinen Wachträumen entwickelt, kann der Therapeut vorherrschende Affekte erkennen. Gelingt es ihm, den Klient dazu anzuregen, belastende innere Bilder in eine für ihn positive Richtung zu verändern, wird der Klient sich

unbewusst an diesen »neuen, gesunden« Bildern orientieren. Und genau das ist auch die Ebene, auf der Märchen heilen können.
Diese therapeutische Arbeit mit inneren Bildern hat sich besonders bei Ängsten und Phobien bewährt. Hat ein Klient zum Beispiel Angst vor Hunden, wird der Therapeut ihn in seiner Vorstellung mit einem Hund zusammenführen. Ziel ist die Annäherung des Klienten an sein inneres Bild von Hunden und das »Zähmen« und »Bekanntwerden«. Praktisch könnte das so aussehen, dass der Hund, den sich der Klient vorstellt, zuerst ein großes, gefährliches Ungeheuer ist. Aber durch die Beschäftigung mit ihm – meist wird der Hund gefüttert, bis er satt und müde ist, dann wird er gestreichelt, eventuell auch ein Zwiegespräch mit ihm geführt – verändert er sich, wird kleiner, sieht gar nicht mehr so gefährlich aus, entwickelt sich zum Freund, und wird vielleicht sogar zu einer Art innerer Begleiter. Denn plötzlich ist das negative innere Bild durch ein positives ersetzt, und so können andere Eigenschaften des Hundes erkannt werden, wie Treue, Freundschaft oder Beschützerinstinkte.
Oft genügen wenige Sitzungen, und der Klient kann die »innere Sicherheit« nun auch nach außen tragen und in der Realität mit Hunden viel besser umgehen. Weil er vielleicht erkannt hat, dass seine Angst vor Hunden eine übertragene oder verschobene Angst ist. Weil er den Hund als Wesen entdeckt hat und nicht mehr nur das Ungeheuer in ihm sieht. Weil er in seiner Vorstellung gelernt hat, mit diesem Tier umzugehen und Stimmungen wahrzunehmen, wodurch er selbstsicherer sein kann. Oder weil sich die Angst ganz einfach verbraucht hat.

Märchengestalten und ihre symbolische Bedeutung

Der Mensch gibt allem, was an Ideen und Visionen in ihm wohnt, Bilder, und so lebt alles, was unsere Ahnen je gedacht, geglaubt und wovor sie sich gefürchtet haben, als archetypische »Erinnerung« in uns und unseren Geschichten weiter.

Egal welchen Wesen oder Gestalten wir im Märchen begegnen – ob es Elfen sind, Riesen, der Teufel oder gar Gott – angesprochen werden immer wir selbst, denn sie verkörpern Teil-Persönlichkeiten unserer selbst.

So steht der Teufel für das Dunkle, den Schatten in uns, den Anteil, der uns verführen will. Der Teufel fordert uns an anderer Stelle aber auch auf, Licht zu machen und uns anzusehen, wie das schon in der Geschichte von Adam und Eva passierte: Esse vom Baum der Erkenntnis und erkenne dich, wie du bist. Der Preis dafür ist der Fall aus dem Paradies, dem Ort, wo nur das naive, unwissende, unbedarft Kindliche einen Platz hat.

Gott oder der Alte Weise steht für das Väterliche, das Gute in uns, den Heiler. Die Göttinnengestalten, die aus dem uralten matriarchalen Glauben überlebt haben, oder die Alte Weise sprechen den Mütterlich-Weiblichen Aspekt, das weiblich-Weise, Heilende, Bewahrende, Nährende in uns an.

Riesen, das sind für Erwachsene Kräfte, an denen sie sich messen müssen, von denen sie herausgefordert werden zu wachsen und »groß zu werden« – in der Phantasiewelt der Kinder stehen Riesen außerdem auch für Eltern und andere Erwachsene.

»Das Kleine Volk«, die Elfen und Feen, versinnbildlichen die Kräfte und Mächte, die uns treiben; manchmal zu Gutem, aber auch zu Schädlichem. Sie sind rechthaberisch, grantig, unersättlich oder listig – an anderer Stelle aber auch großmütig, oder großzügig und halten alle guten Wünsche (Schätze) für uns bereit.

Wenn wir das Märchen als Bühne betrachten, auf der sich unsere ganz persönlichen Lebensdramen abspielen, können wir Prinz und Prinzessin, Königin und König, Diener und andere Protagonisten unseren familiären Beziehungen zuordnen. So stehen Königin und König für Vater und Mutter oder das Erwachsensein. Prinz und Prinzessin für Junge und Mädchen bzw. das Unerwachsene, das noch einen Reifungsprozess vor sich hat. Diener sind Helfer, Geschwister Gegenspieler oder andere Persönlichkeitsstrukturen usw.

Auch Tiere oder Orte in Märchen haben eine symbolische Bedeutung. So ist der Wald immer der Ort, in dem das vor sich geht, was noch im Unbewussten liegt, noch nicht geordnet, erkannt oder gelernt ist. Das Schloss steht für das alte oder neu zu gewinnende Zuhause, ein fremdes Land für die Welt, die erobert werden muss.

Ein Pferd symbolisiert unsere Lebenskraft im Sinne von Vitalität und Instinkt, ein sprechendes Pferd verfügt über diese Kraft gepaart mit Weisheit. Oder nehmen wir den Fuchs, der fast immer im Zusammenhang mit Schläue gesehen wird, der Wolf hingegen mit Triebhaftigkeit und Gier.

Die Märchensymbolik ist ein weites Feld, und wer anfängt, sich damit zu beschäftigen, wird meist auch Freude daran finden, hinter den Figuren einen tieferen Sinn zu entdecken. Es ist allerdings unbedingt davon abzuraten, Märchen für Kinder zu analysieren und sie mit den Kleinen zusammen auf dieser intellektuellen Ebene zu deuten. Kinder haben ihre ganz eigene Art, mit Märchen umzugehen und sie zu »verstehen«. Unser erwachsener Intellekt würde an dieser Stelle nur zerstören, was Kinder für sich selbst ganz intuitiv als gültig erkannt haben.

MÄRCHEN

UND IHRE BESONDERE BEDEUTUNG FÜR EIN GELINGENDES LEBEN

ANGST

Furcht und Angst gehören zu unserem Dasein wie Liebe, Freude oder Trauer, und hätten wir sie nicht, wären wir nicht ganz. Keine Furcht zu haben, hat nichts mit Mut zu tun, sondern eher mit Dummheit und Vermessenheit. Um dieses Thema dreht sich auch das Märchen *von einem der auszog, das Fürchten zu lernen*, das in Variationen überall auf der Welt erzählt wird.

PETER-OHNE-FURCHT

Es war einmal eine Witwe, die hatte nur einen Sohn, und der hieß Peter. Er war ein aufgeweckter Junge und so mutig, dass ihn weder Wind noch Wasser erschrecken konnten.

Eines Tages sagte er zu seiner Mutter: »Allerhand weiß ich und habe ich gelernt, nur eines nicht; was Furcht ist. Ich verlange danach, dass man sie mir zeige, und mein Verlangen ist so stark, dass ich beschlossen habe, durch die Welt zu ziehen und nicht eher zu rasten, als bis ich sie gefunden habe.«

»Aber, mein Sohn!«, sagte die Mutter. »Bist du verrückt geworden? Wen hat man jemals schon gesehen, der herumging, um die Furcht zu suchen? Weißt du nicht, dass das ein Ding ist, das sich findet, ohne dass man es sucht?«

»Sei's wie es ist«, antwortete er, »Ihr könnt mich nicht abhalten. Entweder soll man mich am Halse aufhängen, oder ich finde heraus, was Furcht ist!«

Nachdem sie sattsam geweint und ihn angefleht hatte, sagte die arme Mutter zu Peter: »Mein Sohn, wenn du schon nicht auf mich hören willst, so versprich mir wenigstens, dass du dort, wo die Sonne sich zur Ruhe legt, einhältst und die Nacht verbringst.«

»Seid unbesorgt«, gelobte er, »wenn's darum geht, da will ich Euch gerne folgen.«

Er nahm ein Pferd und machte sich auf den Weg. Er wanderte und wanderte, durchzog Länder und Länder und guckte dabei immer mit wachsamen Augen nach rechts und links, ob sich nicht wenigstens ein Schnippelchen Furcht blicken ließe. Jedermann, dem er begegnete, fragte er, ob er nicht ihren Aufenthalt kenne. Die Leute, die ihn hörten, konnten sich nicht genug über ihn wundern, und die einen hielten ihn für ein Großmaul, die anderen für einen Dummkopf.

Ehe er sich's versah, ging die Sonne unter.

»Ich will tun, was meine Mutter mir auftrug und hier die Nacht verbringen!«, sagte er sich, erblickte in der Nähe einen Baum und näherte sich ihm, um sein Pferd anzubinden. Da sah er, dass drei Männer in ihm hingen, denen allen die Zunge eine Handbreit aus dem Munde stand.

»Beim Morgenrot der Nacht!«, rief er, »und ich hatte schon Sorge, auf dem kahlen Boden liegen zu müssen!«

Nahm ohne zu zaudern ein Messer, schnitt die Stricke

der Erhängten durch, und diese fielen wie Holzstücke herunter. Er legte einen an die Seite des anderen, und den dritten legte er quer über die Köpfe dieser beiden, und schwuppdiwupp! – legte er sich darauf und war im Augenblick fest eingeschlafen.

Aber was werdet ihr nun sagen? Jene drei waren zu dem Zeitpunkt, als der Peter sie losband, noch nicht ganz richtig erhängt, und durch seine Körperwärme und das Liegen auf der Erde erholten sie sich nach einigen Stunden wieder und begannen sich zu rühren und zu stöhnen. Ihr Gestöhn wurde so laut, dass sie damit den Peter aufweckten.

»Was ist das«, sagte er, öffnete die Augen und betrachtete sie mit der größten Seelenruhe, bis er endlich sagte: »Das ist mir eine hübsche Überraschung! Ihr seid lebendig! Nein, so etwas!«

Es waren drei reiche Herren, die in die Hand eines Widersachers gefallen waren, und ihr könnt euch denken, dass sie voller Dankbarkeit waren. Sie nahmen den Peter mit sich in ihr Haus, bewirteten ihn für eine Reihe von Tagen und wollten ihn mit Goldstücken überladen. Aber davon wollte er nichts wissen, sie sollten ihm lieber sagen, wo er die Furcht finden könne.

»Und als du uns da hängen sahst, da hast du sie nicht gefunden?«, fragten sie ihn.

»Nicht eine Spur«, sagte er.

»So wissen wir nicht, wo du sie finden könntest«, antworteten sie ihm.

Da beschloss Peter weiterzuziehen. Er wanderte und wanderte, durchquerte Länder und Länder, und jedermann fragte er, wo er die Furcht finden könne.
»Die Furcht suchst du!«, sagten sie zu ihm. »Wen hat man die jemals suchen sehen, wenn jedermann vor ihr flieht, so schnell er kann? Gott bewahre dich vor ihr, mein Söhnchen!«
Darüber brach der Abend herein, und als die Sonne unterging, stand er gerade vor einigen Gutsgebäuden.
»Die Sonne ist untergegangen«, sagte er, »da wollen wir bleiben und das Wort meiner Mutter achten.«
Nicht weit sah er zwei Knechte, die bereits Feierabend machten, die sprach er an. »Seid ihr von diesen Häusern?«, fragte er. »Kann ich heute hier nächtigen?«
»Hier bleibt niemand, auch wir nicht, denn des Nachts kommt die Furcht daraus hervor«, antworteten sie ihm.
»Was sagt ihr mir da!«, rief der Peter aus. »Ist das auch die Wahrheit? Hier kommt die Furcht heraus?«
»Und ob die da herauskommt! Stellt Euch nur vor, der Besitzer musste ein anderes Gut nicht weit von hier kaufen, denn er und sein Gesinde wollten um nichts in der Welt hier bleiben. Ihr müsst wissen, dass sofort nach Einbruch der Nacht ein Stöhnen und Heulen, Brüllen und Ächzen wie Donner vom Himmel ertönt. Die Balken knarren, die Wände zittern, so als wolle alles zusammenkrachen. Und daher kommt es, dass wir nur tagsüber herkommen, um unserer Arbeit nachzugehen, aber sowie die Sonne untergeht, ziehen wir hurtig zum

anderen Hof, denn wir sind allesamt keine Freunde der Furcht und fliehen sie wie der Teufel das Kreuz.«

»Und meint ihr, dass es den Gutsherrn erzürnt, wenn ich heute in diesen Gebäuden übernachte?«

»Bestimmt nicht«, sagten die Knechte, »aber euch könnte es nicht sehr erfreuen, hier die Nacht geblieben zu sein!«

»Lasst nur«, antwortete da der Peter, »sorgt euch nicht um mich. Jetzt gleich will ich hingehen.«

»Geht nicht hin, wenn Euch Euer Leben lieb ist! Denn schon Mutigere als Ihr sind hingegangen und haben über Nacht die Haare verloren und waren keine Menschen mehr.«

»Das müssen schöne Stockfische gewesen sein!«, sagte der Peter. »Schließlich habe ich meine Mutter verlassen, um durch die Welt zu ziehen und die Furcht zu suchen. Und jetzt, wo ich ihr so nahe gekommen bin, wollt ihr, dass ich vor ihr Reißaus nehme? Nicht ein Regiment Soldaten kann mich zurückhalten!«, sagte es, gab seinem Pferd die Sporen und ritt hinüber zu den Häusern.

Der Schlüssel hing am Türstock; Peter öffnete, trat ein und sah sich um, ob die Furcht in einer Kammer oder einem andren Winkel sich versteckt hielt, hörte aber keinen Laut an diesem Ort.

»Macht nichts«, sagte er sich, »sie wird mit der Dunkelheit kommen. Warten wir auf sie, sie wird nicht lange zögern. Es würde mich ärgern, wenn sie gerade diese Nacht zu faul wäre zu erscheinen! Aber macht einmal die Rechnung mit einem Verrückten! Und sie muss eine Verrückte sein, da gibt es keinen Zweifel. Jedermann sagt, dass sie kommt, ohne dass man sie eingeladen hat, und zu mir ist sie nicht gekommen, der ich sie seit langer Zeit suche! Aber wir wollen den Pflug nicht vor den Ochsen spannen und nicht den Tag vor dem Abend loben.«

In aller Gemütsruhe machte der Peter ein Feuer und aß, was er mitgebracht hatte, bis kein Krümelchen mehr zu sehen war.

»Na also«, sagte er und wischt sich den Mund, »die Nacht wäre jetzt da; wer nicht da ist, das ist die Furcht! Und dabei wirft mich der Schlaf um!... Ach was, ich will mich hinlegen; und sollte die Schelmin doch noch kommen, so wird mich der Krach, den sie machen soll, ja wieder aufwecken.« Gesagt, getan. Er ging in ein Zimmer, fand dort ein Bett, legte sich darauf und löschte das Licht.

Und eben in diesem Augenblick brach ein höllischer Lärm los. Die Balken krachten, als wollten sie aus der Verschnürung brechen, die Wände wankten, spitze Schreie ertönten, entsetzliches Stöhnen, dass einem das Gehirn erzitterte, und so markerschütterndes Gebrüll, dass es wie jener Donner vom Himmel erklang, der den schlimmsten Schaden mit sich bringt.

»Was, zum Teufel, bedeutet dieses Brimborium?«, sagte der Peter und setzte sich im Bett auf. »Wer ist da, sprecht! Kommt her, damit ich eure Gesichter sehe! Oder seid ihr Zwergpinscher, die nur aus sicherer Entfernung kläffen? Wer seid ihr, frage ich?«

»Böse Geister«, antwortete eine Stimme.
»Böse Geister!«, sagte der Peter. »Und ihr habt keinen anderen Platz gefunden, um Lärm zu schlagen als hier, wo ich schlafen will?«
»Wir haben nämlich in diesem Haus eine Schuld einzutreiben, aber niemand bezahlt sie uns«, sagte der Geist.
»Was geht mich das an! Was habe ich mit dieser Schuld zu schaffen?«
»Aber sie liegt auf diesem Haus«, sagte die Stimme, »und wir kommen, sie einzutreiben.«
»Ja, aber was wollt ihr hier eintreiben, wenn der, welcher euer Schuldner ist, nicht hier ist? Geht dorthin, wo er wohnt, und macht dort so viel Lärm, bis er oder ihr zerplatzt.«
»Aber wir haben ihn doch schon, unseren Schuldner, in einem Kessel kochenden Wassers über dem Feuer!«, sagte die Stimme.
»Was, ihr habt ihn!«, rief der Peter aus, »und kommt immer noch, Krach zu schlagen? Ihr seid mir wahrhaftig böse Geister!«
»Wir wollen die Schuld des Hauses einbringen!«
»Da könnt ihr wohl lange warten, bis es euch bezahlt!«, sagte der Peter. »Darf man vielleicht wissen, welche Schuld auf diesem Haus liegt?«
»Als man das Haus baute«, sagte die Stimme, »musste ein Stein eingesetzt werden. Weil er aber zu schwer war, gelang das nicht, und so sagten sie: ›Der Teufel möge ihn einsetzen.‹ So kamen wir und setzten ihn ein.

Und bis zum heutigen Tag hat man uns noch nicht dafür bezahlt.«
»So ist das mit euch?«, antwortete der Peter. »Niemals hätte ich geglaubt, dass ihr so bockbeinig sein könntet! Sie wollen euch den Stein nicht bezahlen, den ihr eingesetzt habt? So zieht ihn doch einfach wieder heraus, und wenn das Haus zusammenkracht, wird es der Besitzer schon wieder aufbauen. Also los jetzt, und keine Mücke will ich mehr hören, denn die Nacht ist schon fast vorüber, und mir fallen vor Müdigkeit die Augen zu. Da ziehe ich nun durch die ganze Welt, um die Furcht aufzustöbern, und da hat man mir gesagt, sie käme ganz sicher jede Nacht hier her, und jetzt stellt sich heraus, dass es nur ihr seid, die sich einfinden! Eine schöne Enttäuschung!«
Als die Teufel solches hörten, dachten sie bei sich: »Er sucht die Furcht und sagt, er habe sie nicht gefunden? Wer mag das sein, wenn wir sie ihm nicht eingeflößt haben! Da wollen wir uns besser trollen!«
Sogleich legen sie gemeinsam Hand an jenen Stein, ziehen ihn aus der Wand, tragen ihn fort und werfen ihn an jene Stelle, von der sie ihn einst geholt hatten, und machten sich dann mit eingezogenen Schwänzen schneller als schnell auf den Weg zurück in die Hölle.
Der Peter stand am nächsten Morgen früh auf und sagte: »Bei all dem ist die Furcht nicht gekommen! So bleibt mir keine Wahl, als weiterzuwandern wie an den anderen Tagen.«

Gerade als die Sonne hochstieg schwang er sich in den Sattel, und da kamen jene beiden Knechte heran, die am Vorabend weggegangen waren. Sie verwunderten sich sehr, ihn so frisch und lebendig zu erblicken.
»Was, du lebst?«, fragten sie ihn. »Du hast noch alle Haare auf dem Kopf?«
»So wahr wie die Heilige Messe!«, sagte der Peter. »Ihr Pack macht euch lustig, oder habt ihr etwa nicht behauptet, hierher käme die Furcht, wenn die Dunkelheit anbricht?«
»Ist sie denn nicht gekommen?«, sagten jene.
»So wenig, wie sie jetzt hier ist!«, antwortete der Peter.
»Und du hast kein Ächzen, Stöhnen, Brüllen, Heulen und das Wackeln der Wände und Knarren der Balken vernommen?«
»Natürlich habe ich das gehört, und wie gut! Aber was soll ich damit anfangen, wenn die Furcht nicht kommt! Ein anderes Mal passt besser auf, was ihr sagt und tratscht!«
Die Knechte sahen einander an und wussten nicht, was sie von dem Geschwätz des Peter halten sollten. Der aber gab seinem Pferd die Sporen und ward nur noch von hinten gesehen.
Er zog den lieben langen Tag herum und jeden, mit dem er zusammentraf, fragte er nach der Furcht, aber es gelang ihm nicht, etwas herauszufinden. Die Sonne neigte sich tiefer und tiefer, bis sie zur Gänze untertauchte.
Da stand der Peter gerade vor einem Schloss. »Für heu-

te gibt es nichts mehr zu tun«, sagte er, »und so ich will das Wort meiner Mutter wahr machen und in diesem Schlosse bleiben.«

Das Tor war geöffnet, er trat ein und rief, aber niemand antwortete. Er durchschritt Säle und Gänge und kam schließlich in die Küche. Hier fand er drei große Töpfe über dem Feuer, in jedem einen ganzen Schafbock, drei Näpfe voll Safranreis und drei aufgeschnittene Brote auf dem Tische und drei irdene Krüge voll Wasser vor jedem.

Und was machte er? Er nahm sich ein paar Löffel aus jedem Napf, von jedem Brot bröckelte er sich ein Stückchen ab, nahm von jedem Schafbock ein Scheibchen und einen Schluck aus jedem Krug. Im Handumdrehen betete er den Rosenkranz und suchte sich darauf ein Bett. Er fand drei bereits gemachte in einem sehr großen Zimmer. Mit vollem Bauch legte er sich in eines der drei, und sogleich war sein Schnarchen zu hören.

Jenes Schloss gehörte drei Riesen, die für den christlichen König gegen die Mauren kämpften und die immer des Morgens loszogen, um erst spät in der Nacht nach Hause zu kommen. Weswegen sie alle in Schrecken versetzten, das kam daher, dass sie sehr schlechter Laune waren. Daher hatte jedermann vor ihnen eine Angst, die sich nicht beschreiben lässt, und es bestand keine Gefahr, dass sich ihnen jemand ohne ihr Wollen auf eine Viertelmeile näherte, geschweige denn durch das Portal des Schlosses zu treten wagte. Ihr könnt euch vorstel-

len, was es diesen drei Riesen bedeuten musste, als sie nun in finsterer Nacht heimkamen, an den Tisch traten und bemerken mussten, dass man sich an ihrem Essen vergriffen hatte.
»Wer kann denn der Waghals gewesen sein, der uns diesen Streich gespielt hat?«, sagten sie. »Dazu muss man schon frechen Mut haben und keinen Pfifferling mehr um sein Leben geben!« Und sie begannen zu suchen, ob sich vielleicht der Dieb finden ließe, und so gingen sie bald in das Zimmer in dem Peter ausgestreckt lag und schnarchte wie ein Bär.
»Da haben wir ihn ja!«, riefen sie. Und mit einem Mal öffnete der Peter die Augen und als er sie sah, sagte er mit größter Frechheit: »Nun, was sucht ihr hier?«
»Was wir hier suchen, willst du wissen! Das wirst du sofort erfahren!«, antworteten jene. Und sogleich fielen sie über ihn her wie die Luzifere.
»Heda!«, sagte der Peter, ohne mit der Wimper zu zucken: »Lasst mich in Frieden, ich bin nicht fürs Kitzeln! Ich habe Müdigkeit zum Verkaufen übrig und muss dringend schlafen! Wenn ihr etwas wollt, so können wir morgen weitersprechen!«
Als die Riesen das hörten und bemerkten, dass es ihm gar nichts ausmachte, sie vor sich zu sehen, so als wären sie nur drei Rotkehlchen, und dass sich nicht die kleinste Spur davon gezeigt hatte, dass sie ihm Furcht einflößten, wurden sie plötzlich feige, weil sie dachten: ›Da wir ihn nicht erschrecken konnten, so hat er

vielleicht mehr Kraft als wir!‹ Ohne länger zu überlegen, zogen sie sich zurück und verließen das Zimmer, und ihre Haare standen ihnen zu Berge, weil sie erleben mussten, dass ein Mann ganz allein ihnen in ihrem eigenen Schloss, mehr zum Spaß als im Ernst, so mitgespielt hatte. Und als sie gegessen hatten, blieb ihnen keine andere Wahl, als sich in die zwei Betten zu legen, die ihnen noch geblieben waren, und sie mussten sich darein schicken aus Angst vor Hieben, solche Feiglinge waren sie geworden.

Als sie sich am Morgen des nächsten Tages erhoben, fanden sie den Peter schon bekleidet und mit gut ausgeschlafenen Augen vor. Er bereitete ihnen eine Begrüßung auf so frische und herzliche Art, als seien sie die längste Zeit schon Busenfreunde; und sie, mehr und mehr überrascht, fragten ihn, wer er sei, woher er komme und was er wolle.

»Ich werde es euch sagen«, antwortet er. »Ich bin ein Bursche, der dahinter her ist zu wissen, was die Furcht ist. Ich suche sie allerorts, aber bis heute bin ich umsonst herumgewandert und hab so viel gewonnen wie gestern. Könnt ihr mir nicht sagen, wo sie wohnt?«

»Du liebe Güte, welche Sorte Mensch ist dieser!«, sagten die Riesen, als sie ihn so sprechen hörten und wunderten sich sehr. Dann unterbreiteten sie ihm diesen Vorschlag: »Wenn du so hinter der Furcht her bist, dann komm mit uns, wir versprechen dir, dass du sie mit deinen Händen wirst greifen können.«

»Ist das wahr?«, antwortete der Peter. »Und ihr macht auch keine Scherze mit mir?«
»Schöne Zeit zum Scherzen!«, sagten die Riesen. »Du musst dir vor Augen führen, dass wir bereits eine ganze Reihe von Jahren für den Christenkönig gegen den Maurenkönig kämpfen und diese Gegend hier bewachen, damit der Feind sie nicht überfällt. Und wir haben wahrlich alle Hände voll zu tun, um sie gefangenzunehmen...! Denn Maurenlümmel gibt es mehr als Fliegen, und je mehr du davon umbringst, desto mehr sind wieder da. Denn das ist noch das Verrückteste: heute verlässt du ein Schlachtfeld, auf dem du keinen Fuß niedersetzen kannst, ohne dass er nicht auf einem Toten oder Schwerverwundeten herumtrampelt; und schon am nächsten Morgen findest du keinen Hingestreckten mehr, und sie greifen dich von neuem so wild und mutig wie immer an. Entweder haben sie sieben Leben wie die Schlangen oder zeugen mehr als die Kaninchen.«
Der Peter hörte ihnen aufgeweckt zu, und noch hatten sie nicht geendet, da sagte er schon zu ihnen: »Schnell, los! Beeilen wir uns, damit wir nicht zu spät kommen!«
»Keine Bange, Bürschchen!«, sagten sie zu ihm. »Du kommst schon noch zurecht! Aber führst du kein Schwert mit dir?«
»Ich brauche keines!«, sagte er. »Sobald ich die Furcht erblickt habe, kann ich wieder umkehren.«
»Nein, wie nett!«, sagten sie. »Sie werden dich sicher fliehen lassen! Glaubst du, es genügt zu sagen: kehren

wir um? Und außerdem willst du in den Krieg mit leeren Händen ziehen?« Es gelang ihnen, ihn davon zu überzeugen, dass er ein Schwert, eine Lanze und einen Schild nehmen musste.
Die drei Riesen bewaffneten sich bis an die Zähne, dann zogen sie los. Nach einer guten Weile erreichten sie eine Anhöhe, von der sie guten Blick hatten, und sie konnten in der Ferne einen schwärzlichen Fleck ausmachen, von dem eine Staubwolke aufstieg, welche die Sonne verdunkelte und von dem ein wüstes Getöse von Rufen, Heulen und Schreien zu ihnen aufstieg.
»Sind das die Mauren?«, fragte der Peter munter. »Bringen sie die Furcht?«
»Sie sind es, und sie bringen sie mit sich«, antworteten die Riesen. »Du kannst dich jetzt gut im Sattel zurechtsetzen und die Steigbügel richten. Und bereite dich auf den ersten Zusammenprall vor, denn das ist der gefährlichste.«
»Sorgt euch nicht um mich«, antwortete Peter, und dann begann er loszuschreien wie ein Verrückter: »Zum Kuckuck und Donner noch eins! Wunderbar, wenn es wahr ist, dass die Furcht schon vor mir steht!«
Die Mauren griffen gleich an und schossen Pfeile und Steine auf sie; und das Feuergefecht begann.
Rundherum hallte die Luft wider von Geschrei und Lärm, und es erhob sich ein Gejohle wie von hunderttausend Teufeln – das fürchterlichste, das die Welt jemals gehört hatte.

Die Riesen und der Peter wichen nicht einen einzigen Schritt zurück und schlugen tüchtig drein; sie ernteten Köpfe, wie einer die Goldwurz erntet, wenn er im März mit einem Stock in einer schönen dichten Goldwurzpflanzung herumstochert. Plötzlich bedrängten die Mauren sie immer stärker und kitzelten sie zwischen den Rippen; doch als diese sahen, dass schließlich und endlich die Ihrigen in Scharen dahingerafft und -gemäht wurden, begannen sie, vor den Christen zurückzuweichen. Aber weil es deren so viele waren und sie dichter zusammengedrängt standen als die Haare auf dem Kopf, stand einer dem anderen im Wege, und so verknäuelten sie sich ineinander.
Die Riesen und der Peter waren nicht mehr aufzuhalten; Schritt für Schritt drangen sie weiter vor, und je weiter sie kamen, desto mehr Köpfe ließen sie springen, bis sie über und über mit Blut besudelt waren.
Und der Peter schrie wie ein Verzweifelter: »O du Gaunerin von Furcht! Wo steckst du? Wo hältst du dich verborgen, dass ich dich nirgendwo entdecken kann! Komm hervor, üble Verräterin, damit wir uns ins Angesicht blicken können!« Und er wandte sich den Mauren zu und rief: »Wo sie ist, frage ich! Seid ihr Tiere, dass ihr mir nicht antwortet?« Und schon hieb er wieder auf sie ein, und ließ Maurenkopf um Maurenkopf springen.
Darüber war die Sonne so tief gesunken, dass sie jetzt unterging. Von der Maurengesellschaft war nichts mehr übrig: sie waren entweder tot, oder sie hatten das Weite

gesucht. Und der Peter war müde und wütend, weil ihm die Furcht wieder nicht erschienen war. Deshalb sagte er zu den Riesen, sie sollten sich trollen und das nächste Mal jemand anderen an der Nase herumführen.
Den Riesen stand der Verstand still, und sie wussten nicht, was sie darauf erwidern sollten. »Reg dich nicht auf«, sagten sie, »gehen wir ins Schloss zurück.«
»Ich hüte mich, das zu tun«, antwortet der Peter. »Meine Mutter hat mir aufgetragen, die Nacht immer da zu verbringen, wo ich die Sonne untergehen sehe: so habe ich es bisher gehalten, und so will ich es auch diesmal machen.«
Die Riesen ließen Peter seinen Willen, aber sie selbst verschwanden, und er blieb allein auf dem Totenfeld zurück. »Nun wollen wir einmal sehen, wo wir die Nacht verbringen, denn der Schlaf wirft mich schon um«, sagte er.
Und was tat er? Er häufte Tote auf Tote, stellte mit ihnen drei Wände in Form einer Hütte auf, und als Dach legt er ein paar andere quer über die Wände. »Das ist ein rechter Unterschlupf für die Nacht«, sagt er dann munter, »der König könnt's in seiner Kammer nicht besser haben!«
Im Handumdrehen betete er den Rosenkranz, aß noch einige Brocken von seinem Proviant, bekreuzigte sich im Namen des Vaters, des Sohnes und des Heiligen Geistes, legte sich sogleich – busch, busch – auf den trockenen Fußboden seines Hüttchens und fiel in tiefen, gesunden Schlaf.

Gegen Mitternacht wachte er auf und trat hinaus, um an den Sternen zu sehen, welche Stunde es wäre. Und da sah er nicht weit entfernt ein schwaches Licht, welches mal wanderte und mal stillstand.
»Was, zum Kuckuck, könnte dieses Licht bedeuten?«, sagte er. »Wisst ihr was: das ist sicher die Furcht, die heimlich hier herumschleicht! Hütet euch vor Verrückten! Hier kann ich sie mit Händen fassen.«
Mit vier großen Sätzen stand er vor dem Lichtchen und sah, dass er eine Alte vor sich hatte, die von Totem zu Totem und von Verwundetem zu Verwundetem ging. Sie trat an diese heran, berührte sie ganz leicht und – mit einem Sprung waren diese auf den Beinen und flohen wie eine Kugel.
»Heda, Ihr da! Was macht Ihr da?«, schrie der Peter, der sich mit einem großen Schritt vor sie hingestellt hatte. Als die Alte ihn sah und ihn hörte, erstarrte sie. Es gelang ihr nicht sogleich zu sprechen, doch schließlich stotterte sie heraus: »Oh, lieber Bruder, um der Liebe Gottes willen sagt nichts. Ich bin eine arme Alte, die niemandem etwas zuleide tut! Ich gebe nur ein Quäntchen Balsam aus diesem Fläschchen auf diese meine Brüder; und die, welche verwundet waren, sind wieder gesund, und die Toten erwachen zum Leben.«
»Zeigt mir, wie das geschieht«, sagte der Peter.
Die Alte träufelte einige Tropfen auf zwei oder drei Hingestreckte, deren Gesichter nicht mehr zu erkennen waren, und die Tropfen hatten sie noch nicht berührt, da

sprangen sie schon hoch und nahmen ihre Beine unter die Arme!

»Abertausend Heerscharen von gehörnten Teufeln!«, rief der Peter vor diesem verwunderlichen Geschehen aus. »Soll das heißen, dass wir sie töten und du sie wieder zum Leben erweckst?«

Während er dieses sagte, ergriff er das Fläschchen, holte mit seinem Schwert aus und ließ ihren Kopf sieben Fuß weit springen.

»So etwas!«, sagte der Kerl, und er konnte sich nicht beruhigen. »Da haben die Riesen die Mauren gut vertreiben, wenn diese alte Hexe sie wieder lebendig macht, kaum dass sie in ihrem Schloss schlafen. Welchen Spaß muss es den Maurenlümmeln gemacht haben, sich die Puste ausblasen zu lassen, wenn sie doch jemand hatten, der sie ihnen sogleich wieder zurückschenkte! Aber wer hätte auch gedacht, dass es diese Alte wäre, die so viel Erde in den Topf der Riesen wirft! Gelobt sei die Stunde, in der ich auf das Wort meiner Mutter hörte!«

Der Bursche kehrte mit dem Fläschchen in seine Hütte zurück, legte sich nieder, konnte seinen Schlaf wieder einholen und wachte erst auf, als ihm die Sonne ins Gesicht schien.

Die Riesen kamen und fanden beinahe dieselbe Anzahl Tote vor, die sie am Tag vorher verlassen hatten. »Was wird das wohl gewesen sein?«, fragten sie sich ganz verwundert. »Sollten wir sie doppelt sehen?«

»Schöne Art, doppelt zu sehen!«, antwortete der Peter,

der aus seiner Hütte trat. »Kommt nur näher, und ihr werdet sehen, dass sie alle hübsch tot sind! Sie rühren sich nicht mehr, keine Sorge! Aber ihr seid mir vielleicht ein paar Schmetterlinge! Ihr brecht euch hier die Knochen, indem ihr von morgens bis abends, Tag für Tag Mauren tötet, und kommt keinen Schritt weiter, weil es immer dieselben sind!«

»Aber was bedeutet das? Was ist denn geschehen?«, fragten die Riesen ganz verwirrt, ohne zu wissen, was sie von dem Ganzen halten sollten.

»Wir wollen erst noch die töten, die übrig geblieben sind«, antwortete der Peter, »danach werde ich es euch von Anfang bis Ende erzählen.«

Es war noch immer ein hübscher Haufen Lebender übrig, und diese teilten kräftige Hiebe aus. Aber sie ließen schon bald die Flügel hängen und vollführten nicht mehr so viel Lärm. Und als sie schließlich erkannten, dass sie nur noch Schläge einstecken mussten und die Erde zerpflügten, da nahm alles von ihnen, was noch Beine hatte, Reißaus.

Als die Riesen wieder zu Atem kamen, die dichte Saat der Toten betrachteten und die gesamte Maurenschar dahin gemäht sahen, sagten sie: »Holla, Peter, erzähle uns jetzt von Anfang bis Ende, was sich diese Nacht ereignet hat!«

Und er berichtete, was er erlebt und endete mit den Worten: »Nie hättet ihr die Mauren vertreiben können, wenn diese alte Hexe euch weiter solch bösen Streich gespielt, während ihr friedlich schnarcht in eurem Schloss!«

Den Riesen standen die Haare zu Berge, sie machten Augen so groß wie Untertassen und wussten nicht, wie ihnen geschah. »Das ist ein Teufelsstreich!«, riefen sie aus. »Aber, wie ist das nur möglich, dass der Balsam in jenem Fläschchen solche Wunderkraft besitzt? Das kann doch gar nicht sein!«

»Und ob er sie besitzt!«, antwortete der Peter. »Wir wollen sogleich die Probe machen. Wer möchte, dass man ihm den Kopf abschneide? Ihr werdet sehen, wie schnell er wieder oben sitzt!«

»Ich will nicht!«, antwortete einer; und die beiden anderen begonnen gleiches Gezeter.

»So macht ihr also mit mir die Probe!«, sagte der Peter.

»Und das meinst du ernstlich?«, fragten die Riesen.

Und wie!«, antwortete der Peter. »Holla, beeilt euch!«

Und was meint ihr? Einer der Riesen holte mit dem Schwert aus und schlug ihm den Kopf ab, ein anderer ergriff diesen, und der dritte beträufelte ihn so schnell er konnte mit Balsam, und – bums! – setzten sie ihn auf seinen Hals, und im selben Augenblick saß er wieder so fest, als hätte man ihn im Leben nicht abgeschlagen. Doch dann mussten sie entdecken, dass sie das Gesicht nach hinten gekehrt hatten und das Genick nach vorne... Das Herz wollte ihnen stehen bleiben, sie wurden weiß wie die Wand, und Angst und Schrecken erfasste sie.

Wem es noch schlimmer erging als ihnen, das war der Peter, als er sich nun solchermaßen sah, mit einem nach hinten gekehrten Gesicht. Er begann zu zittern wie eine Hühnerfeder, verlor alle Farbe, sein Anblick war nicht mehr der eines Menschen, seine Beine wollten unter ihm zusammenbrechen, als wäre ihm der Leibhaftige erschienen. Schließlich gelang es ihm zu stammeln, und er sagte mit erschreckter, weinerlicher Stimme: »Um der Liebe Gottes willen! Schneidet mir noch einmal den Hals durch und setzt mir mein Gesicht zurecht, wenn ihr nicht wollt, dass mich die Furcht umbringt! Jetzt habe ich sie gefunden, die Furcht, die ich suchte! Jetzt sehe ich, was Furcht erregt: ein Mensch mit einem nach hinten gekehrten Gesicht!«

Die Riesen hieben ihm den Kopf wieder ab, rieben ihn mit Balsam ein, setzten ihn dem Peter auf die Schultern, aber diesmal mit dem Gesicht nach vorn und dem Genick nach hinten, und er saß wieder fest. Und jetzt verabschiedete sich der Peter von den Riesen und kehrte nach Hause zurück, und er sagte: »Es hat mich einiges gekostet, aber ich habe herausgefunden, was Furcht ist und was sie wie nichts anderes erregt: ein Mensch mit nach hinten gekehrtem Gesicht!«

Gott erlöse alle Kreatur. Amen.

Märchen aus Mallorca

Es gibt viele Fassungen dieses Märchens, und immer findet der Held nach einer Reihe vergeblicher Versuche am Ende doch noch die Furcht oder lernt das Gruseln. In einigen Varianten erobert sich Peter, Hans, Giovanni oder wie er jeweils heißt, dank seiner Heldentaten zuerst einmal eine Frau, die ihm dann am Schluss mit Hilfe ganz simpler »Tricks« das Fürchten oder Gruseln lehrt. Dahinter steckt vor allem die Botschaft, dass wir Angst und Schrecken gar nicht so sehr durch große Taten erfahren, sondern dass sie (genau wie das Glück) ganz plötzlich und unerwartet kommen, eben weil man nicht auf das angstauslösende Ereignis vorbereitet ist.
So bekommt Hans in den deutschen Fassungen von seiner frisch Angetrauten einen Eimer eiskalten Wassers mit kleinen Fischen übergeschüttet, worauf er sich endlich gruselt. In einer Fassung aus Asien kann der Held erst heiraten und Schah werden, wenn er gelernt hat sich zu fürchten, und darum hält die Sultanin eine »schreckhafte« Überraschung für ihn bereit: Sie lässt ihn den Deckel einer Schüssel aufheben, aus der dann ganz unvermutet ein Vogel auffliegt. Da sagt die Sultanin: »Siehst du, das ist die Furcht.« – »Wirklich?«, fragt der Jüngling, und die Sultanin antwortet: »Nun freilich, du bist ja erschrocken.« Daraufhin wird sofort die Hochzeit angeordnet. In einer italienischen Fassung, die 1880 in Florenz aufgezeichnet wurde, geht es dem Helden wie unserem Peter aus Mallorca und übrigens auch dem Helden eines isländischen Volksmärchens – der Kopf wird ihm abgesägt und dann (hier allerdings mit voller Absicht, um ihm eins auszuwischen) mit dem Gesicht nach hinten aufgesetzt. Nur erschrickt er in die-

sem Märchen so sehr über die Tatsache sein Hinterteil zu sehen, dass er »stocksteif und tot zu Boden stürzt«. Dabei bleibt es dann auch, der Held wird nicht wieder zum Leben erweckt – er stirbt an seiner Dummheit und Vermessenheit.

Ich habe für dieses Buch die Fassung aus Mallorca gewählt, weil hier der Charakter des Helden am deutlichsten zu erkennen ist und man so gut merkt, dass er in Wahrheit gar nicht hinter der Angst her ist, wie er immer vorgibt, sondern vor ihr flieht.

Hat man in anderen Fassungen noch manchmal das Gefühl: »Mensch, der ist aber mutig!« und beneidet oder bewundert ihn, so merkt man hier doch schon bald, dass etwas mit ihm nicht in Ordnung ist. Wenn einer ein solches »Großmaul« ist und derart herumschreit, wenn er vor nichts aber auch gar nichts Ehrfurcht und Respekt zeigt, nicht einmal vor Tod und Teufel, geschweige denn vor dem Leben, dann kann er nur dumm sein oder – und das ist wahrscheinlicher – es liegt eine Angststörung vor.

Peter gibt uns hier ein beeindruckendes Bild von einer hysterischen Persönlichkeit. Diese Menschen zeichnet oft ein schier unersättlicher Freiheitsdrang aus, dem sie aus Angst vor der Begrenztheit des Endgültigen fast schon zwanghaft folgen. Nichts fürchten sie so sehr wie das, was sie festlegt, sie sind beständig in Bewegung, immer auf der Suche nach neuen Reizen und Abenteuern, auf deren Spuren sie alles Gesetzmäßige zu umschiffen suchen.

Wer immer unterwegs ist, sich nie auf eine Sache, einen Menschen, einen Ort einlässt, braucht Regeln und Ordnungen nicht ernst zu nehmen, denn sie verändern sich ja im selben Maße, wie man die äußeren Umstände seines Lebens verändert. So befindet man sich in einer irrealen Welt, die allerdings immer gefährlicher wird, weil es in ihr nur Schein gibt, kein Sein, weil Pseudorealitäten wie ein Vorhang vor der Wirklichkeit hängen und den Blick für die reelle Welt mehr und mehr verschleiern. So wird die Kluft zwischen Schein und Wirklichkeit immer größer.

Weil sich verdrängte Angst auf die Dauer nicht verstecken lässt, äußert sie sich mehr und mehr in kleinen Ängstlichkeiten, die schließlich unser Leben bestimmen.

Die hysterische Persönlichkeit nimmt ganz naiv an, dass für sie die Kausalität von Ursache und Wirkung keine Gültigkeit hat und darum mögliche Konsequenzen nicht getragen werden müssen. Jedem Impuls muss sofort gefolgt, jeder Wunsch auf der Stelle befriedigt werden, und immer lebt derjenige nur den Augenblick, so als gäbe es kein Vorher und kein Nachher. Diese Angst vor allem, was endgültig ist und festlegt, ist den Betroffenen in den seltensten Fällen bewusst. Sie stellen ihre Freiheitsliebe in den Vordergrund; was dahinter steckt, wird vor sich selbst und vor den anderen verborgen. Aber weil sich Angst auf die Dauer nicht verstecken lässt, äußert sie sich mehr und mehr in kleinen Ängstlichkeiten, die schließlich immer gravierender werden und sich zu Phobien wie z. B. Klaustrophobie, Spinnenphobie oder Brückenphobie entwickeln können.

Oder aber die hysterische Persönlichkeit wendet eine andere Taktik an, nämlich die, den Spieß einfach umzudrehen. Darin ist ja auch unser Märchenheld Peter ein ausgemachter

Profi! Kommen die drei Riesen und sind zu Recht erbost, weil einer in ihren Privatbereich eingedrungen ist und sich an ihrem Besitz vergriffen hat, schreit er sie einfach an, was sie sich einbilden, seinen Schlaf zu stören. Und er hat Erfolg damit – sogar die drei Riesen, die nicht nur »riesig« sind sondern auch noch in der Überzahl, und die immerhin tagtäglich gegen ein ganzes Heer von »Maurenlümmeln« ins Feld ziehen, lassen sich von ihm bluffen und geben klein bei. Auch im wahren Leben kommen solche hysterischen Persönlichkeiten überraschend weit mit diesem »Spieß umkehren«, was sich am Ende aber dann doch gegen sie wenden wird, denn sie sind nicht nur dem Anderen gegenüber unaufrichtig sondern glauben zu guter Letzt selbst daran, dass immer die anderen schuld sind. So bauen sie an ihren Kartenhäusern und verstricken sich mehr und mehr in eine auf Dauer unhaltbare Lebenslüge.

Ein anderer Aspekt, der in diesem Märchen sehr ins Auge sticht ist die Respektlosigkeit dem Tod gegenüber. Peter baut sich aus Leichen ein Bett oder, sei's drum, auch eine ganze Hütte, und schließlich schreckt er noch nicht mal davor zurück, sich selbst den Kopf abhauen zu lassen. Wer aber derart respektlos mit dem Tod umgeht, hat auch keinen Respekt vor dem Leben oder vor einer göttlichen Macht.

Und wieder drängt sich die Vermutung auf, dass Peter nur so lautstark herumflucht und so achtlos mit sich und seinem Leben umgeht, weil er sich selbst *immer aufs Neue* davon überzeugen muss, dass er keine Angst zu haben braucht, und dass ihm nicht einmal der Tod etwas kann.

Was Peter ganz offensichtlich fehlt ist Religiosität und Demut. Für mich ist beides nicht an einen bestimmten Gott gekoppelt. Ein Mensch kann »religiös« sein, ohne einer Glaubensgemeinschaft anzugehören. Ich definiere Religiosität als ein Verbundensein mit der Natur, als das Wissen darum, Teil eines Großen Ganzen zu sein, und als die Bereitschaft zu lieben und Liebe zuzulassen.

Darin ist dann auch die Demut verankert. Nur der ist wirklich stark und aufrecht, der es schafft sich zu verneigen. Nicht nur vor demjenigen, der auf selber Stufe mit ihm steht, sondern auch vor einem, den er als geringer erachtet oder von dem er glaubt, dass er ihm etwas schuldig geblieben sei. Bei den Derwischen, den Anhängern des Sufismus (= mystischer Zweig des Islam), gibt es ein Tanzritual, in dem sich der höchste Meister des Ordens vor dem kleinsten und geringsten Mitglied verneigt und ihm dankt – denn was wäre schließlich der Größte ohne den Kleinsten.

In einigen Variationen dieses Märchens wird der Märchenheld zu Anfang seiner Suche darum wohl auch mit Gott konfrontiert, indem er eine Weile bei einem Pfarrer oder Küster leben muss. Doch bleibt auch das ohne den gewünschten Erfolg, und der Protagonist zieht schließlich weiter.

In der mallorquinischen Fassung bekommen wir es erst am Ende des Märchens mit einer »göttlichen Macht« zu tun, nämlich mit einer Alten, die über Leben und Tod Gewalt hat. Diese Gestalt ist wohl ein »Überbleibsel« aus dem matriarchalischen Glauben um die große Muttergöttin, die hier als »Todin« auftritt. Anders als der Tod aus dem christlichen Kulturbereich nimmt sie nicht nur Leben, sondern kann es auch geben. Aber wie in den anderen Fassungen zeigt unser Märchenheld auch hier keine Ehrfurcht und legt sogar Hand an sie – ob Gottesgestalt oder Teufel, ob Mensch oder irgendein anderes Lebewesen, alles wird von Peter gnadenlos zerstört.

Die Einzige, vor der er ein klein wenig Ehrfurcht zu haben scheint, ist die eigene Mutter, denn wenn er auch ihrem Wunsch nicht gefolgt ist zu Hause zu bleiben, so respektiert er doch wenigstens ihre Anordnung, immer dort zu bleiben, wo gerade die Sonne untergeht. Dass dann ausgerechnet da jeweils die größte Gefahr lauert, mag uns ein klein wenig mit der Vermessenheit Peters versöhnen, denn es macht deutlich, dass niemand seinem Schicksal entrinnen kann und jeder lernen *muss*, was ihm zu lernen auferlegt ist. Nur so ist es zu erklären, dass gerade die Mutter es ist (die ihn ja vor Unheil schützen will), die in einer Art geheimer Regieanweisung immer im Hintergrund agiert und dafür sorgt, dass er der gesuchten Gefahr begegnet.

Die hintere Seite unseres Körpers steht für das, was wir an uns nicht sehen und erkennen können. Uns mit diesen verdrängten Schattenseiten zu beschäftigen, versetzt uns oft in Angst und Schrecken.

Warum aber lernt nun dieser junge Mann, den weder Tod noch Teufel beeindrucken konnte, ausgerechnet dann das Fürchten, als sein Kopf falsch herum auf den Leib gesetzt wird, so dass er sein Hinterteil betrachten muss?

Unsere hintere Seite steht für das, was wir an uns nicht sehen und darum auch nicht erkennen können. Als Peters Kopf falsch herum aufgesetzt wird, wird er mit sich selbst konfrontiert, mit seinen Schattenseiten, die er bis dahin einfach negiert hat.

Zum ersten Mal jagt Peter nicht hinter irgendetwas her, sondern hält inne und sieht sich an – und er erschrickt! Er erschrickt so sehr vor sich selbst, dass er Angst hat, darüber verrückt zu werden. In der isländischen Fassung heißt es: »... da wurde er plötzlich *wie wahnsinnig* vor Grauen ...«, und in unserem Märchen aus Mallorca rasselt Peter zum ersten Mal nicht einfach irgendwelche Gebete herunter, sondern spricht wirklich und ernsthaft von Gott: »Um der Liebe Gottes Willen!«, beschwört er die Riesen, »Schneidet mir noch einmal den Hals durch und setzt mir mein Gesicht zurecht, wenn ihr nicht wollt, dass mich die Furcht umbringt!«

Sie tun es dann auch, und vielleicht hatte Peter gehofft, dass damit wieder alles beim Alten ist – aber wer sich einmal wirklich angeschaut hat, wird nicht einfach so weitermachen können wie vorher. Peter war in Kontakt mit sich, mit Gott und auch mit dem Leben, und das wird ihn für die Zukunft prägen. Das Märchen endet damit, dass Peter sich von den Riesen verabschiedet und nach Hause zurückkehrt. Im Märchen kehren Märchenhelden nur nach Hause zurück, wenn eine Aufgabe gelöst wurde. Sie haben dann eine Trophäe dabei, sind verheiratet oder haben Reichtum oder Rum erlangt. Auch in Peters Fall kann man das so sehen. Er, der bisher nur seiner Angst nachgejagt ist (bzw. sich von ihr jagen ließ), ist endlich »heil« und kann nun zu seinen Wurzeln zurückkehren.

Ich habe ein paar Sätze weiter oben behauptet, dass Märchenhelden nur dann nach Hause zurückkehren, wenn sie ihre Aufgaben lösen konnten. Ausnahmen von dieser Regel sind Märchen, die sich mit Regression beschäftigen wie z. B. das von der Häschenbraut aus der Sammlung der Gebrüder Grimm. Es zeigt uns, welche Folgen es hat, wenn Angst die Übermacht gewinnt und nicht aufgearbeitet wird.

HÄSCHENBRAUT

Es war einmal eine Frau mit ihrer Tochter; die lebten in einem schönen Garten mit Kohl; dahin kam ein Häschen und fraß zur Winterzeit allen Kohl. Da sagte die Frau zur Tochter: »Geh in den Garten und jag' das Häschen!« Sagt das Mädchen zum Häschen: »Schu! schu! Du Häschen, frisst noch allen Kohl!« Sagt das Häschen: »Komm, Mädchen, und setz dich auf mein Hasenschwänzchen und komm mit in mein Hasenhüttchen!« Mädchen will nicht.

Am andern Tag kommt's Häschen wieder und frisst den Kohl; da sagt die Frau zur Tochter: »Geh in den Garten und jag's Häschen!« Sagt das Mädchen zum Häschen: »Schu! Schu! Du Häschen, frisst noch allen Kohl!« Sagt das Häschen: »Komm, Mädchen, setz dich auf mein Hasenschwänzchen und komm mit mir in mein Hasenhüttchen.« Mädchen will nicht.

Am dritten Tag kommt's Häschen wieder und frisst den Kohl. Da sagt die Frau zur Tochter: »Geh in den Garten und jag's Häschen!« Sagt das Mädchen: Schu! Du Häschen, frisst noch allen Kohl!« Sagt das Häschen: »Komm, Mädchen, setz dich auf mein Hasenschwänzchen und komm mit in mein Hasenhüttchen!« Mädchen setzt sich auf das Hasenschwänzchen, da bracht' es das Häschen weit hinaus in sein Hüttchen und sagte: »Nun koch' Grünkohl und Hirse, ich will die Hochzeitsleute bitten.« Da kamen alle Hochzeitsleute zusammen. – Wer waren denn die Hochzeitsleute? Das kann ich dir sagen, wie mir's ein anderer erzählt hat: Das waren alles Hasen, und die Krähe war als Pfarrer dabei, die Brautleute zu trauen, und der Fuchs als Küster, und der Altar war unterm Regenbogen.

Mädchen aber war traurig, da sie so alleine war. Kommt's Häschen und sagt: »Mach auf, mach auf, die Hochzeitsleute sind lustig!« Die Braut sagt nichts und weint. Häschen geht fort, Häschen kommt wieder und sagt: »Mach auf, mach auf, die Hochzeitsleute sind hungrig.« Die Braut sagt wieder nichts und weint. Häschen geht fort; Häschen komm wieder und sagt: »Mach auf, mach auf, die Hochzeitsleute warten.« Da sagt die Braut nichts und Häschen geht fort; aber sie macht eine Puppe aus Stroh mit ihren Kleidern, und gibt ihr einen Rührlöffel, und setzt sie an den Kessel mit Hirse, und geht zur Mutter.

Häschen komm noch einmal und sagt: »Mach auf, mach auf«, und macht auf und wirft der Puppe was an den Kopf, dass ihr die Haube abfällt. Da sieht's Häschen, dass es seine Braut nicht ist, und geht fort und ist traurig.

Gebrüder Grimm

Die häufigsten Angstauslöser sind ungelöste und verdrängte Konflikte. Dazu gehören nicht ausgelebte Gefühle, Tabuthemen, Aufgaben, die uns zu schwierig erscheinen, Verpflichtungen, denen wir nicht nachgekommen sind. Aber auch Unwissenheit oder negative Erwartungen können Angst auslösen.
Das Märchen von der »Häschenbraut« habe ich ausgewählt, weil es sehr anschaulich zeigt, was passiert, wenn Konflikte verdrängt und nicht verarbeitet werden.
Sehen wir uns das Märchen einmal genauer an. Als Protagonistin haben wir ein junges Mädchen im heiratsfähigen Alter, als Nebenspielerin ihre Mutter. Die beiden leben in Eintracht miteinander. Einen Mann gibt es nicht in dieser intensiven, symbiotisch geprägten Mutter-Tochter-Beziehung, sie wohnen, so sagt uns das Märchen, alleine in ihrem schönen Garten.
Und offensichtlich ist ein Mann auch alles andere als willkommen, denn die Mutter befiehlt der Tochter, kaum dass einer (in Gestalt eines Häschens) auf der Bildfläche erscheint, ihn fortzujagen, was diese auch widerspruchslos tut.
Der Konflikt in diesem Märchen ist die Angst der Tochter, sich von der Mutter abzulösen (und umgekehrt), erwachsen zu werden und sich in ihrem Frausein zu erfahren. Dieses wird

anhand der Symbole und der verbalen Anspielungen sehr komplex gestaltet.

Sehen wir uns zuerst das Symbol Hase an. In vorpatriarchalen Religionen wurde er als Tier der Großen Mutter gesehen. So war er zum Beispiel das Totemtier der Frühlings- und Fruchtbarkeitsgöttin Eostre und legte zum Frühlingsfest für die guten Kinder Eier (daher rührt auch unser Osterhase), und er wurde mit der (Liebes-) Göttin Aphrodite in Verbindung gebracht.

Seinen Ruf als Fruchtbarkeitssymbol hat er außerdem auch seiner großen männlichen Zeugungskraft zu verdanken. Ein Rammler, so der Fachausdruck für männliche Hasen, »rammelt« sprichwörtlich und tatsächlich bis zum Umfallen, steht dann aber sofort wieder auf und deckt die nächste Häsin. Bei den alten Römern galt das Essen von Hasenfleisch deshalb sogar als potenzfördernd.

Hinzu kommt die verbale Aufforderung des Häschens: »Komm, Mädchen, setz dich auf mein Hasenschwänzchen und komm mit in mein Hasenhüttchen!« Der sexuelle Anspruch des Bräutigams an seine Braut ist also nicht zu übersehen.

Aber auch auf der weiblichen Seite ist die Symbolik deutlich erotisch ausgerichtet. Hier heißt es: Mutter und Tochter wohnen in einem *schönen Garten mit Kohl.*

Immer schon galt der Garten als Symbol für den weiblichen Leib, denn sowohl hier als dort wächst ein Samen, der eingepflanzt wurde, zur (Leibes-) Frucht heran.

Aufschluss über die Symbolik des Gartens gibt auch die Vokabel *Garten* selbst. Sie leitet sich vom Wortstamm *gart* ab (engl. yard), was einen umfriedeten, geschützten und auch (insbesondere von Frauen) kultivierten Raum meint. Doch auch in anderer Hinsicht war der Garten immer schon eine weibliche Domäne – in ihm wurde nicht nur Nahrung angebaut sondern auch Kräuter, mit denen Frauen heilten, aber auch Einfluss nahmen auf das Gebären und die Verhütung.

Auch in orientalischen Märchen wird häufig eine Beziehung zwischen Garten und Erotik hergestellt, hier allerdings mehr im poetischen Sinn, denn im antiken Orient wurde der Garten eher mit dem Paradies als mit Lebenserhaltendem in Verbindung gebracht. Gärten waren wunderschön gestaltete Landschaften voller duftender Blumen und süßer Früchte, in denen man lustwandeln oder sich heimlich einem Geliebten oder einer Geliebten hingeben konnte.

Dass im Garten der beiden Frauen ausgerechnet Kohlköpfe wachsen, kann als Hinweis auf die sexuell-erotische Komponente des Märchens gesehen werden.

Dass im Garten der beiden Frauen ausgerechnet Kohlköpfe wachsen, ist ein weiterer Hinweis auf die sexuell-erotische Komponente des Märchens. So wie man den kleinen Kindern in Deutschland, Holland und Österreich erzählt, dass sie vom Storch gebracht werden, heißt es in Belgien und Frankreich, dass sie in Kohlköpfen heranwachsen.

Erzählen wir das Märchen einmal mit anderen Worten: Ein junger Mann interessiert sich für eine junge Frau, macht ihr den Hof, will sie in sein Haus und sein Bett holen und ihr eine ganz andere Seite des Lebens zeigen, als das die Mutter tut und tun kann. Aber die Mutter hält die Tochter fest, denn sie hat Angst, sie zu verlieren und die Tochter hat Angst vor dem Neuen und wagt nicht den Schritt ins Leben.

An sich eine ganz alltägliche Situation. Ablösung verursacht immer Angst und Schmerz und erfordert einiges an Mut. Wird diese Angst jedoch nicht überwunden, findet eine Regression statt. Die Persönlichkeit des Mädchens (und übrigens auch der Mutter) kann sich nicht fortentwickeln, bleibt sozusagen »in den Kinderschuhen« stecken.

Doch das Häschen ist hartnäckig. Immer wieder kommt es, bricht in den Garten der Frauen ein und »knabbert am Kohl« – bis das Mädchen seinem Werben endlich nachgibt, »sich auf sein Schwänzchen setzt« und ihm in seine Welt folgt.

Jetzt will das Häschen die Hochzeit ausrichten. Alles, was ein gutes Leben verspricht, ist da. Viele Hasen, also viel Fruchtbarkeit, die Krähe, die Weisheit und den Kreislauf von Tod und Wiedergeburt symbolisiert (von den Römern wurde sie als Tier der Zukunft gesehen), der Fuchs, dem dank seiner List fast alles gelingt und auch der Regenbogen, der Zeichen der archaischen Muttergöttin ist und Glück und Reichtum verspricht.

Aber die Häschenbraut kann sich im Innersten nicht von der Mutter lösen, hat Angst, sich auf den Mann und ihr neues Leben an seiner Seite einzulassen und verantwortlich für ihr Tun und ihr Glück zu sein. Sie trauert, will zurück und wird schließlich depressiv.

In der Psychologie spricht man von vier Grundformen (bzw. Persönlichkeitsstrukturen) der Angst, und alle Ängste lassen sich diesen Grundformen zuteilen. Einer dieser vier Grundformen liegt die Angst vor der Selbstwerdung zugrunde; hierbei haben wir es mit der *depressiven Persönlichkeit* zu tun.

Beim depressiven »Angstmenschen« zeigt sich vordergründig

vor allem die Verlustangst – Motor ist aber die Angst vor der Individuation, also die Angst, ein eigenständiges Ich zu entwickeln. All ihr Streben geht deshalb dahin, eins zu sein mit dem Du und möglichst kindlich-hilflos und abhängig von ihm zu bleiben, denn diese symbiotische Abhängigkeit gibt ihr, der depressiven Persönlichkeit, Sicherheit. In unserem Märchen entspricht das Du der Mutter, es könnte aber auch ein Partner sein oder ein Kind.

Unsere Häschenbraut bleibt in ihrer Angst verhaftet, schafft es nicht, sie zu überwinden. Die Vorbereitung eines Hochzeitsmahles wäre ihr Beitrag zum Gelingen einer Partnerschaft, aber sie wird nicht aktiv, nimmt die Aufgabe nicht an, steht nur am Ofen weint und will zurück zur Mutter. Die Hochzeitsgäste sind lustig, der Bräutigam klopft an, aber seine Aufforderung: »Mach auf, mach auf!« (öffne dich, lass mich dir näher kommen) ist vergebens. Die Häschenbraut vergräbt sich nur immer tiefer in ihre Depression.

Was am Ende von ihr bleibt ist nur eine Strohpuppe, ein Nichts. Ihr Herz ist bei der Mutter, ihr Selbst ist nicht entwickelt. Als der Bräutigam die Beherrschung verliert und etwas nach ihrem Kopf wirft, fällt die Haube (Kopfbedeckung der verheirateten Frau im Mittelalter) ab, und »da merkt er endlich, dass sie seine Braut nicht ist und geht fort und ist traurig.«

Hier ist das Leben nicht gelungen, weil die junge Frau ihre Angst nicht überwinden konnte. In den meisten Märchen gibt es eine Lösung, in diesem aber nicht. Es beschränkt sich darauf aufzuzeigen, was passiert, wenn die Angst überhand gewinnt.

Auch in dem grimmschen Märchen von der Unke, in dem es um das Übertragen von Angst geht, haben wir es mit einer Mutter und ihrem Kind zu tun, und auch hier wird die Angst nicht überwunden und endet die Geschichte ohne einen Funken Hoffnung.

MÄRCHEN VON DER UNKE

Es war einmal ein kleines Kind, dem gab seine Mutter jeden Nachmittag ein Schüsselchen mit Milch und Weckbrocken, und das Kind setzte sich damit hinaus in den Hof. Wenn es aber anfing zu essen, so kam die Hausunke aus einer Mauerritze hervorgekrochen, senkte ihr Köpfchen in die Milch und aß mit. Das Kind hatte seine Freude daran, und wenn es mit seinem Schüsselchen dasaß und die Unke kam nicht gleich herbei, so rief es ihr zu:

»Unke, Unke, komm geschwind,
komm herbei, du kleines Ding,
sollst dein Bröckchen haben,
an der Milch dich laben.«

Da kam die Unke und ließ es sich gut schmecken. Sie zeigte sich auch dankbar, denn sie brachte dem Kind aus ihrem heimlichen Schatz allerlei schöne Dinge, glänzende Steine, Perlen und goldene Spielsachen. Die Unke trank aber nur Milch und ließ die Brocken liegen. Da nahm das Kind einmal ein Löffelchen, schlug ihr damit sanft auf den Kopf und sagte: »Ding, iss auch Brocken.« Die Mutter, die in der Küche stand, hörte, dass das Kind mit jemand sprach, und als sie sah, dass es mit einem Löffelchen nach einer Unke schlug, so lief sie mit einem Scheit Holz heraus und tötete das gute Tier. Von der Zeit an ging eine Veränderung mit dem Kinde vor. Es war, solange die Unke mit ihm gegessen hatte, groß und stark geworden, jetzt aber verlor es seine schönen roten Backen und magerte ab. Nicht lange, so fing in der Nacht der Totenvogel an zu schreien, und das Rotkehlchen sammelte Zweiglein und Blätter zu einem Totenkranz, und bald hernach lag das Kind auf der Bahre.

Gebrüder Grimm

Fast immer ist Angst etwas, das wir erlernt haben. Wir haben gespürt, dass ein Vorbild – vielleicht Mutter, Vater, Geschwister, ein Freund oder ein Lehrer – in einer bestimmten Situation Angst hatte, und haben diese Angst übernommen. Nicht, weil wir selbst diese Situation als gefährlich einstuften, sondern weil ein anderer, von uns als Vorbild akzeptierter Mensch, diese Angst vorlebte (siehe Beispiel vom Hund, S. 12).

Wir können aber auch eigene Ängste auf verschiedene Objekte übertragen. Hier ein Fallbeispiel:
Ein junger Mann blieb einmal in einem Aufzug stecken und war 35 Minuten »gefangen«. Danach hatte er Angst vor Aufzügen. Doch dabei blieb es nicht. Nach und nach übertrug er seine Angst auch auf andere geschlossene Räume. Er konnte die Toilette nicht mehr absperren, wollte nicht mehr Auto fahren oder in ein Flugzeug steigen. Nach und nach steigerte sich seine Angst so weit, dass er sein Haus kaum noch verließ und schließlich sogar seinen Arbeitsplatz verlor.
Das Märchen von der Unke handelt von übertragenen Ängsten. Es führt uns vor Augen, wie sehr eine Mutter, die ihre Ängste nicht verarbeitet und bewältigt hat, die freie Entwicklung ihres Kindes beschneidet – so sehr, dass das Kind daran zugrunde geht.
Mit einer Unke ist in diesem Märchen übrigens keine Kröte sondern eine Schlange gemeint. Die Bezeichnung Unke bezieht sich auf den Ursprung des Wortes, nämlich auf das althochdeutsche bzw. mittelhochdeutsche *Unc*, was Schlange bedeutet.
Es gibt eine amerikanische Fassung dieses Märchens, in dem die Unke eine Klapperschlange ist. Das Tier ist also immerhin so gefährlich, dass man geneigt ist, die Mutter zu verstehen. Um so deutlicher wird, dass die Mutter das Kind loslassen muss, weil das Festhalten, wie unser Märchen zeigt, letztlich *noch* gefährlicher ist.
Ersetzen wir das Wort Unke einmal durch das Wort Angst und lesen das Märchen erneut. Es bleibt die gleiche Geschich-

te, und doch wird plötzlich viel klarer, was es uns sagen will. Man sieht, dass das Kind mit seinen Instinkten und seinen Ängsten ganz gut umgehen kann und genau das Richtige tut. Es nährt die Angst, setzt sich mit ihr auseinander, lernt sie kennen und integriert sie in sein Leben. So entsteht eine Wechselbeziehung von Geben und Nehmen zwischen ihr und der Schlange (Angst).

Angst ist, wie bereits im ersten Teil gesagt, nicht unbedingt etwas Negatives. Sie beschützt uns auch, bewahrt uns vor Leichtsinn, schenkt uns Mut und lässt uns kreativ sein. Angst ist nur dann gefährlich und zerstört uns, wenn sie unser Leben bestimmt.

Solange das Kind mit der Schlange in Beziehung steht, sie nährt und von ihr dafür mit »vielen bunten Perlen und goldenen Sachen« beschenkt wird, ist alles gut. Es hat rosige Wangen, ist fröhlich, hat Selbstbewusstsein und kann dem Tier mit seinem Löffel ganz ohne Gefahr auf den Kopf schlagen und es ermahnen.

Das Unglück setzt erst ein, als das Kind von seiner Angst getrennt wird. Der Prozess geht also nicht von der Schlange aus sondern von der Mutter. Sie, die das Kind überbehütet und von allem Gefährlichen fern halten will, ist die tatsächliche Gefahr – durch die Angst der Mutter, verliert das Kind sein Selbstvertrauen und wird so sehr in seiner freien Entfaltung eingeschränkt, dass es seine Lebenskraft verliert.

Wir können das Märchen auch auf unsere innere Welt beziehen. Dann wäre das Kind mit dem Lebenswillen, der Kraft, dem Instinkt gleichzusetzen, die Schlange mit der Angst, die

Mutter mit einer Instanz in uns, die den Umgang mit der Angst vermeidet.
Die Schlange erschlagen, das Angstmachende einfach aus dem Leben verdammen, ist, wie uns das Märchen von der Unke vermittelt, keine Lösung.

Wie eine positive Verwandlung vor sich geht, wenn man die Angst überwindet, zeigt uns ein Märchen eines südamerikanischen Indianerstammes.

DIE RATTE, DIE SICH IN DIE FLEDERMAUS VERWANDELTE

Es war einmal eine sehr alte Ratte, die nicht mehr arbeiten konnte. Da dachte sie nach und sprach: »Ich bin schon so alt und kann nicht mehr arbeiten. Deshalb habe ich es mir überlegt: Ich will mich verwandeln. Was soll ich aber werden? Ich möchte im Dunkeln sehen und nicht gesehen werden.«
Also sprach sie. Dann kam ihr ein Gedanke, und sie fuhr fort: »Soll ich Schabe werden? Das will ich lieber sein lassen. Dann stehle ich fremde Speisen, und man tötet mich. Soll ich Schlange werden? Die Schlange sieht nicht im Dunkeln. Was soll ich also werden? Die Fledermaus isst reife Bananen. Ich werde Fledermaus!«

So sprach die Ratte und verwandelte sich in eine Fledermaus. Sie hängte sich mit dem Kopf nach unten und bekam einen Schluckauf. Da hörte eine wirkliche Fledermaus, wie die Ratte schluckte, und kam neugierig herbei. Als sie die Ratte erblickte, fragte sie: »Warum hängst du denn da? Du willst mich wohl verspotten?«

»Ich verspotte dich nicht; ich will Fledermaus werden«, antwortete jene. Da fiel ihr Schwanz ab, und ihre Haut spannte sich aus zu Flügeln.

Die andere Fledermaus ging weg und sagte zu ihren Leuten: »Dort ist eine Ratte, die sich in eine Fledermaus verwandelt. Ich habe sie gesehen. Sie will sich verwandeln, um mit uns zu leben. Lasst sie in Ruhe, dass sie sich verwandeln kann!«

Da riefen alle Fledermäuse: »Die Ratte fledermaust sich! Vorwärts, wir wollen sie sehen!« und eilten hin.

Alle Fledermäuse kamen an und sahen die Ratte, wie sie sich fledermauste. Sie hing da, und die Fledermäuse betrachteten sie. Die Fledermaus fragte: »Hast du dich denn schon verwandelt, Ratte?«

»Ich habe mich schon verwandelt und möchte fliegen, aber ich fürchte mich«, erwiderte sie.

Da sagte die Fledermaus: »Fürchte dich nicht, Ratte! Fliege! Es ist wunderschön!«

Die Ratte wollte fliegen, aber sie fürchtete sich und zitterte und zitterte und blieb hängen.

Da riet ihr die Fledermaus: »Fürchte dich nicht vor dem Fliegen, Ratte! Ich werde dich unterrichten. Fächele und

fächele mit deinen beiden Armen. Dann wirst du fliegen.«
Die Ratte tat es. Sie fächelte und fächelte mit den beiden Armen und gewöhnte sich daran. Sie flog. Die Ratte flog. Sie gewöhnte sich daran. »Wunderschön ist es!«, sagte sie und flog dahin.
So machte es die Ratte, um sich zu fledermausen.
Und das erzählte mir ein alter Indianer.
In seinem Land geschah es.

Märchen der Kaschinaua, Südamerika

Das Schöne an diesem Märchen ist, dass es einem so viel Mut zuspricht. »Wenn du nur ganz genau weißt, was du willst, all deinen Mut und deine Kraft zusammennimmst und deine Angst überwindest, dann schaffst du es auch – so wie die Ratte es schaffte, sich zu »fledermausen«!
Immer wenn wir an einem Punkt angelangt sind, an dem es nötig ist, uns zu verwandeln, also etwas Grundlegendes an unserem Leben zu verändern, werden wir auch mit unserer Angst konfrontiert. Das Alte, was wir schon lange kennen, schenkt uns Sicherheit und Geborgenheit, darum halten wir oft so verzweifelt daran fest. Das Neue könnte zwar eventuell Glück bringen, aber, wer weiß schon, vielleicht zieht es ja auch ein großes Unglück nach sich.
Zwei Frauen aus meinem Bekanntenkreis, nennen wir sie Ines und Monika, die in derselben Firma arbeiteten, verloren durch

den Konkurs dieser Firma ihren Job. Ines hatte eine recht simple aber erfolgsversprechende Geschäftsidee und schlug Monika vor, sich zu zweit selbstständig zu machen. Alles, was zum Start für ein Leben in Unabhängigkeit nötig war, war ein Kredit von 5.000 Euro, 2.500 Euro für jede.
Die Bank bewilligte den Kredit auch, die Geschäftsidee war einfach so gut, und die beiden gebrauchten Autos hätten als Sicherheit genügt. Trotzdem sprang Monika im letzten Moment noch ab, weil sie Angst davor hatte Schulden zu machen und die 2.500 Euro, die ihr Anteil gewesen wären, am Ende doch zu verlieren.
Ines fand eine andere Geschäftspartnerin und hat heute ein erfolgreiches Unternehmen. Monika hat wieder einen Job bei einer anderen Firma, doch sie bereut nichts so sehr, wie damals ihrer Angst nachgegeben zu haben.

Natürlich ist Angst auch ein Warnsignal, und es kann lebensrettend sein oder einen vor großen Fehlern bewahren, wenn man auf sie hört. Zu entscheiden, ob man seinen Ängsten nachgeben oder sie bezwingen soll, ist oft nicht leicht.
Ein Mensch, der mit seiner Angst »auf gutem Fuße steht«, wird sie wahrnehmen und notfalls sofort handeln. In Situationen, die es erlauben, wird er seine Angst aber durchleuchten, um festzustellen, in wie weit sie überhaupt begründet ist und wird sich dann, falls wirklich erforderlich, Hilfe holen oder selbst einen »Notfallplan« entwickeln.

Ein Mensch, der zur krankhaften Angst neigt, bewusst oder unbewusst, wird seiner Angst jedoch so viel Platz lassen, dass sie ihn am Leben hindert, ihn vereinnahmt und sich, wie im folgenden Märchen, mehr und mehr verselbstständigt.

DIE ABENTEUER DES SCHUSTERS

Es lebte einmal in einem Dorfe ein Schuster. Der sammelte die Felle von toten Waldtieren und fertigte daraus wunderschöne Schuhe an, die er verkaufte. Von den Einkünften, die ihm dieses Gewerbe brachte, ernährte er sich und seine Familie.

Er befand sich ständig auf der Suche nach Fellen. Es war ihm zur Gewohnheit geworden, in den umliegenden Wäldern die Erde zu durchwühlen. Da er dort aber bereits nichts mehr fand, musste er sich in weiter entfernte Wälder begeben.

Eines Tages hatte er sich sehr weit in einen Wald hineingewagt. In diesem Wald lebte ein alter Löwe. Glücklicher- und unglücklicherweise begegneten sich beide.

Als der Schuster den Löwen vor sich erblickte, erschrak er sehr. Sein Erstaunen kannte jedoch keine Grenzen, als er merkte, dass der Löwe nicht über ihn herfiel und auch nicht bei seinem Anblick zornig losbrüllte. Anstelle dessen sagte der Löwe zu dem Schuster: »Bruder! Ich bin sehr alt geworden. Meine Beine sind schwach. Wenn ich hinter den Tieren herjage, ziehe ich mir immer Dornen ein. Kannst du mir nicht zwei Paar Schuhe anfertigen? Ich werde dir dafür viele Felle zeigen.«

Als der Schuster hörte, was der Löwe von ihm begehrte, mischte sich Zufriedenheit in sein Erstaunen. Er antwortete:

»Sicher! Natürlich kann ich für Sie Schuhe machen! Führt mich dorthin, wo die vielen Felle liegen!«

Der Löwe nahm den Schuster mit. Bald erreichten sie den Ort, wo sich die Höhle des Löwen befand. Rings um die Höhle verstreut lagen die Felle der verschiedensten Tiere. Das kam daher, weil der Löwe die Tiere, die er gejagt hatte, hierher brachte und verspeiste. Das Fleisch fraß er auf, die Felle aber warf er beiseite. Deshalb hatten sich hier sehr viele Felle angesammelt. Der Schuster musste mehrere Male dorthin gehen, um sie alle nach Hause tragen zu können. Als er das letzte Mal kam, versprach er dem Löwen: »Ich werde deine Schuhe sehr schnell anfertigen und dann hierher bringen.«

Danach vergingen einige Monate. Der Löwe wurde es müde, auf seine Schuhe zu warten, doch erhielt er weder seine Schuhe, noch ließ sich der Schuster bei ihm sehen. Der Schuster wiederum pries sein Schicksal, das ihm so viele Felle beschert hatte. Er vergrößerte seine Werkstatt und stellte einige Gehilfen ein, die ihm beim Schuhemachen halfen. Aus den Fellen fertigte er mehrere

hundert Schuhe an, deren Verkauf ihm großen Reichtum einbrachte. Je reicher er wurde, desto mehr stieg sein Ansehen im Dorfe. Man bezeugte ihm jetzt große Ehren. Vielleicht war diese Veränderung daran schuld, dass er nicht mehr an das Versprechen dachte, das er dem Löwen einmal gegeben hatte.
Als der Löwe des Wartens überdrüssig geworden war, dachte er: »Ich werde hingehen und den Schuster ausfindig machen.« Auf der Suche nach dem Haus des Schusters kam er auch in dessen Dorf. Da er aber ein wildes Tier war, konnte er sich nicht einfach so auf der Dorfstraße zeigen, sonst wären die Dorfbewohner über ihn hergefallen. Immerhin hatte er vor Zeiten viele Häuser dieser Leute zerstört.
Der Schuster lebte sehr zufrieden und vergnügt in seinem Hause. Er hatte längst aufgehört, selber Felle aus dem Wald zu holen. Das und alles andere besorgten jetzt seine Diener. Deshalb fiel es dem Löwen schwer, den Schuster zu Gesicht zu bekommen. Um so größer wurde sein Zorn auf ihn. Er dachte: »Wenn ich den Schuster allein erwische, drehe ich ihm den Hals um!« Mit diesem festen Entschluss versteckte er sich in einem Gebüsch neben dem Haus. Er wollte über den Schuster herfallen, sobald dieser einmal allein aus dem Hause trat.
So vergingen einige Tage. Aber der Schuster kam niemals allein aus seinem Haus heraus. Irgendjemand war stets bei ihm, wenn er das Haus verließ. Am dritten Abend jedoch, als alle Gehilfen nach Hause gegangen

waren, brauchte der Schuster ein Stück Leder, das er zum Trocknen draußen hingelegt hatte. Um es zu holen, musste er allein in das Dunkel der Nacht hinausgehen. Als er vor die Tür trat, fielen gerade dicke Regentropfen hernieder. Erschrocken blieb der Schuster auf der Veranda stehen und sprach:
»Fürchte nicht den Tiger! Fürchte nicht den Löwen! Fürchte nur Tipp-tapp!«
Das bedeutete also, dass er weder den Tiger noch den Löwen fürchtete, nur vor den Regentropfen hatte er Angst.
Auch der im Gebüsch sitzende Löwe hörte diese Reden, verstand aber ihren Sinn nicht und geriet in große Furcht. Er dachte bei sich: »Was ist dieser Tipp-tapp für ein Tier? Sei es, wie es sei! Das muss ein äußerst schreckliches Tier sein, wenn der Mensch es mehr fürchtet als den Tiger und den Löwen! Es kann jeden Augenblick hierher kommen! Deshalb ist es zu gefährlich, hier zu bleiben. Ich werde lieber weglaufen! Wer weiß, wann dieser Tipp-tapp hierher kommt!«
Nach dieser Überlegung kam er aus dem Gebüsch heraus und rannte an dem Schuster vorbei auf den Wald zu. Als der Schuster ihn so in der Dunkelheit der Nacht rennen sah, kam ihm in den Sinn, dass der Esel des Dhobis (Angehöriger der Kaste der Wäscher, die in Indien für andere Leute die Wäsche wäscht) weggelaufen war. Er dachte:
»Das ist bestimmt der Esel des Dhobis, der seit einigen Wochen verschwunden ist. Ich werde ihn wieder einfangen.«

Mit diesem Gedanken nahm er von der Wand der Veranda einen Strick und eine Peitsche. Dann rannte er geschwind hinter dem Tier her und sprang ihm auf den Rücken. Schnell schlang er ihm den Strick um den Hals und schlug ihn mit der Peitsche. Dazu sprach er: »Elender Esel! Seit einigen Wochen bist du weggelaufen und hast deinem Herrn große Sorgen bereitet!« Er hörte nicht auf, das Tier zu schlagen.

Der erschrockene Löwe rannte um sein Leben. Der Strick um seinen Hals und die ständigen Schläge auf seinen Rücken brachten ihn um den Verstand. Er dachte nur immerzu: »Es war falsch, den Schuster aufzusuchen. Nun ist geschehen, was ich befürchtet hatte. Der Tipp-tapp hat mich in seiner Gewalt!«

In diesem Irrtum befangen, rannte er weiter. Der Schuster wiederum dachte, dass er auf dem Rücken eines Esels sitze, und schlug weiter auf ihn ein. Der Löwe glaubte, dass der Tipp-tapp auf seinem Rücken reite und ihn schlage. Wegen der Dunkelheit der Nacht konnten beide nicht erkennen, was tatsächlich vor sich ging. Auf diese Weise dauerte ihr Lauf die ganze Nacht.

Als es jedoch etwas hell zu werden anfing, richtete der Schuster sein Augenmerk auf sein Reittier. Da war er wie vom Blitz getroffen. Vor Schreck standen ihm alle Haare zu Berge. Er wollte nun so schnell wie möglich vom Rücken des Löwen herunter.

Zu seinem Glück standen riesige Feigenbäume am Rande des Weges, den sie entlang rannten. Die langen Luftwurzeln dieser Bäume hingen bis auf die Erde herab. Sobald der Löwe an einer dicken Wurzel vorbeilief, sprang der Schuster hoch, ergriff die Wurzel und kletterte an ihr hoch. In jenem Baum befand sich eine Höhle, in der er sich versteckte.

Obwohl das Gewicht auf seinem Rücken leichter geworden war, rannte der Löwe genauso schnell wie vorher weiter. Bald darauf traf er einen Schakal. Als dieser den Löwen rennen sah, fragte er; »Onkel! Warum rennen Sie denn so? Was ist denn passiert?«

Der Löwe antwortete mit furchtsamer Stimme: »Lauf weg, Neffe! Hinter mir kommt der Tipp-tapp. Lauf schnell weg von hier!«

Der Schakal aber sprach: »Hinter Ihnen ist doch niemand zu sehen, Onkel! Wer ist dieser Tipp-tapp? Wo ist er?«

Der Löwe blieb stehen, holte tief Luft und sagte: »Er befindet sich in der Höhle jenes großen Feigenbaumes. Wenn du ihm entkommen willst, musst du von hier weglaufen.« Der Schakal erwiderte störrisch: »Gut, Onkel! Bleiben Sie hier! Ich werde ihn mir ansehen.« Obwohl der Löwe sehr auf ihn einredete, wollte er nicht hören und lief auf den Feigenbaum zu.

Da setzte sich der Löwe hin und ruhte sich aus. Der Schakal kam bei dem Feigenbaum an. Er sah sich um, kletterte furchtlos auf den Baum und spähte in die Höhle. In der Höhle war es dunkel, deshalb konnte er nichts erkennen. Als er ein zweites Mal sein Maul in die

Höhle steckte, verbrannte er sich auf einmal das Gesicht. Die Sache war aber die, dass der Schuster, nachdem er sich in der Höhle niedergelassen hatte, seine Pfeife angezündet und, um seine Müdigkeit zu verscheuchen, kräftig daran gezogen hatte. Als die glänzenden Augen des Schakals in der Höhlenöffnung auftauchten, überlegte er, was das wohl sein könnte. Dann steckte er sich die Pfeife in den Mund und zog so kräftig daran, dass aus der Pfeife Flammen emporzüngelten. An diesen Flammen hatte sich der Schakal das Gesicht verbrannt.
Der Schakal sprang mit seinem verbrannten Gesicht vom Baum und fing zu rennen an. Als ihn der Löwe so sah, rannte er mit ihm mit. Erst nachdem sie sich etwas von dem Baum entfernt hatten, fragte er den Schakal: »Was ist geschehen, Neffe? Was hat der Tipp-tapp mit dir gemacht?«
Der Schakal rannte weiter und rief: »Lauf bloß weg, Onkel! Das ist kein Tipp-tapp! Das ist ein Gesichtsverbrenner! Er hat mir das Gesicht verbrannt.«
Während sie so redeten, überquerten sie eine Weggabelung. Als sie etwas weitergelaufen waren, kam ihnen ein Affe entgegen. Dieser wunderte sich sehr, als er sie so laufen sah. Er hielt sie an und fragte: »Was ist los, Onkel? Warum rennt ihr beiden so?«
Darauf antwortete der Löwe: »Lauf weg, Neffe! Hinter uns ist der Tipp-tapp her. Lauf weg von hier!«
Der Affe brüllte laut auf und sprach: »Aber hinter euch ist doch niemand zu sehen? Wo ist dieser Tipp-tapp?

Wo ist dieser Gesichtsverbrenner? Sagt es mir doch!«
Beide antworteten gleichzeitig: »Er hat sich in der Höhle jenes Feigenbaumes versteckt. Geh aber nicht dorthin! Er ist ein sehr gefährliches Tier!«
Der Affe meinte störrisch: »Bleibt hier! Ich bringe euch Nachricht von ihm.«
Damit begab er sich auf den Baum. Dort ließ er seinen Schwanz in die Höhle hinab und schwenkte ihn nach allen Seiten. Mit dem Schwanz wollte er herausfinden, was für ein Tier sich in der Höhle versteckt hielt.
Der Schuster aber ruhte sich aus, nachdem er seine Pfeife geraucht hatte. Er dämmerte so vor sich hin. Als in der Dunkelheit plötzlich der Schwanz des Affen seine Nase kitzelte, sprang er schnell auf und ergriff den Schwanz mit beiden Händen. Dann zog er mit aller Kraft daran und riss dem Affen den Schwanz aus.
Was nun? Der Affe sprang ohne seinen Schwanz vom Baum herunter. Sowie der Löwe und der Schakal den Affen rennen sahen, rannten sie mit ihm mit.
Als sie ein wenig weggelaufen waren, fragte der Löwe den Affen: »Was ist geschehen, Neffe? Was ist dir zugestoßen? Sage es uns!«
Der Affe antwortete: »Was soll ich euch sagen, meine Onkel? Jenes Tier ist weder ein Tipp-tapp noch ein Gesichtsverbrenner! Es ist ein Schwanzausreißer! Seht nur, es hat mir den Schwanz ausgerissen! Lasst uns weglaufen von hier!«
Der Löwe sprach: »Ich hatte es dir verboten, dorthin zu

gehen, Neffe! Aber du hast nicht gehört! Jetzt ist es nicht ungefährlich, hierzubleiben.«
Als sie das gesagt hatten, begaben sie sich in einen dichten Wald. Lange Zeit später, als sich kein Tier mehr in der Öffnung der Höhle gezeigt hatte, kam der Schuster furchtsam herausgekrochen und ging nach Hause.

Indisches Volksmärchen aus Mauritius

Das immer wiederkehrende Thema dieses Märchens von der Unsinnigkeit der Angst ist die Dunkelheit. Weil es dunkel ist und keiner sieht, was ihm da Angst macht, hat die Angst Macht über den klugen Menschen, den mächtigen und starken Löwen, den gerissenen Schakal und den gewitzten Affen. Um aus ihrer Angst herauszufinden, mussten sie »Licht machen« und dem, was die Angst auslöst, gegenübertreten. Natürlich könnte das unter Umständen auch gefährlich sein, aber es gibt keine andere Alternative, denn ein Davonlaufen bringt keine Lösung und endet früher oder später zwangsläufig in einer Sackgasse.
Auch Verfolgungsträume handeln davon. »Etwas« verfolgt den Träumenden, der flieht. Doch er wird immer langsamer, während der Verfolger näher und näher kommt, oder er findet sich plötzlich in einer Enge oder vor einer abfallenden Steilwand wieder. Jetzt gibt es kein Entkommen mehr, und der Träumer wacht schweißgebadet auf.

Wenn Klienten mit Verfolgungsträumen in meine Praxis kommen, bitte ich sie, die Augen zu schließen und sich intensiv in diesen Traum hineinzudenken. Wenn der Verfolger dann ganz nahe ist und die Angst groß, spreche ich ihnen Mut zu, stehen zu bleiben, sich umzudrehen und den Verfolger anzusehen. Fast immer erweist sich der Verfolger als viel weniger schrecklich, als angenommen. Oft wird er sogar als harmlos beschrieben.

»Er wollte mich nur etwas fragen, mir etwas zeigen«, heißt es dann oder: »Er ist schwarz und sieht fürchterlich aus, aber jetzt, wo ich ihm ins Gesicht sehe, verändert er sich, und plötzlich hat er Angst vor mir.«

Wenn man sich mit dem »Bösen« auseinandersetzt, verliert es von seiner Macht. Die Konfrontation mit der Angst ist darum so wichtig.

In einem Fall sagte der Verfolger einer Klientin (sie hatte jahrelang unter ihrem Verfolgungstraum gelitten): »Warum läufst du denn immer weg? Ich wollte doch gar nichts Böses von dir, ich wollte nur, dass du mich einmal ansiehst!«

Zurück zu unserem Märchen. Man kann darüber lachen, obwohl es doch eigentlich traurig ist zu sehen, was die Angst aus einem macht, so wie man manchmal auch lachen möchte über die Ängste und Ängstlichkeiten anderer Leute oder sie an den Schultern packen und schütteln und sagen: »Mach doch die Augen auf, da ist nichts, was deine Angst rechtfertigt!«

Doch wenn ein Mensch unter Angststörungen leidet, wird ihm die Aufforderung »doch endlich zur Vernunft zu kommen« nicht aus seiner Defensive heraushelfen. Angst hat ja nichts mit dem Verstand zu tun. Individuelle Ängste, die rational unbegründet

sind, sich auf einen persönlichen Erfahrungswert beziehen oder sich auf der psychischen Ebene, also in der »inneren Welt« einer Person abspielen, sind für andere oft unverständlich, weil sie sie bei sich selbst nicht kennen. So kann bei dem einen Nähe schwere Ängste auslösen, während der andere gerade durch Nähe Geborgenheit erfährt, oder der eine kann furchtbar unter Höhenangst leiden, während der andere nichts schöner findet, als in Steilwänden herumzuklettern.
Man sollte also vorsichtig sein, wenn man sich aufgefordert fühlt, die Ängste anderer zu bewerten.

Ich habe ein japanisches Märchen entdeckt, in dem der Märchenheld, ein junger Samurai, sehr genau weiß, dass Angst am besten im Dunklen gedeiht und darum Licht in die Angelegenheit bringt, die ein ganzes Dorf in Angst und Schrecken versetzt. So führt er, im Gegensatz zum Schuster aus unserem letzten Märchen, die Geschichte mit Mut und Entschlossenheit zu einem guten Ende.

DIE FÜNF GESPENSTER

Der Abend brach herein, und der junge Ritter, der Samurai Joschinari, wusste noch immer nicht, wo er diese Nacht bleiben sollte. Ganz allein wanderte er über eine grasbewachsene Ebene und hielt Ausschau nach einem Dorf, in dem er vielleicht ein Nachtlager fände. Wären nicht seine aufrechte Haltung und die beiden blanken Schwerter im Gürtel gewesen, man hätte wohl kaum einen Ritter in ihm vermutet. Seine Kleidung war armselig und zerrissen, das Haar ungepflegt, und das abgemagerte Gesicht verriet, dass er schon lange nicht mehr ordentlich gegessen hatte. Er hatte keine Anstellung mehr, denn sein Herr hatte bei einem Kampf seine Macht verloren und musste sein Gefolge entlassen. So war Joschinari und seinen Gefährten nichts anderes übrig geblieben, als durch das Land zu ziehen, in der Hoffnung, irgendwo einen neuen Dienst zu finden. Aber das Glück war ihm nicht hold. Längst hatte er alle seine Vorräte verbraucht, und außer den beiden Schwerten besaß er nichts mehr.

Wie er so ging und ständig um sich schaute, erblickte er in der Ferne einige Häuser. Er freute sich, doch nicht im Freien übernachten zu müssen, und eilte auf das Dorf zu. Als er hinkam, war es schon dunkel. Joschinari ging von einem Haus zum anderen, aber nirgends wollte man ihm ein Nachtlager gewähren. Die Türen wurden ihm vor der Nase zugeschlagen, oder sie taten sich gar nicht erst auf. Hatte man etwa Angst vor ihm?

Nur ein einziges Fenster öffnete sich einen Spalt breit, und jemand rief: »Hinter dem Dorf ist ein kleiner Tempel, dort könnt Ihr vielleicht unterkommen«, und schnell schloss sich das Fenster wieder.

Joschinari wunderte sich über das seltsame Verhalten der Leute, aber dann sagte er sich, vielleicht hätte die Obrigkeit verboten, reisenden Rittern Unterkunft zu gewähren, und schlug die Richtung zum Tempel ein. Hauptsache, er bekäme für die Nacht ein Dach über dem Kopf. Etwa auf halbem Wege stieß er auf einen alten Mann, der mit einem großen Reisigbündel auf dem Rücken vom Walde kam. Der Alte grüßte höflich und sprach zu Joschinari: »Ihr wollt doch nicht etwa in unserem Tempel übernachten, Herr Ritter?«

»Was bleibt mir denn anderes übrig, Großväterchen? Im Dorf scheint man Angst vor mir zu haben, denn niemand wollte mich aufnehmen. Aber immerhin hat mir jemand den Rat mit dem Tempel gegeben«, antwortete Joschinari.

»Geht nicht in den Tempel«, sagte der Alte. »Ich weiß wohl, warum sie Euch hingeschickt haben. Der Tempel ist nämlich seit langem verlassen, und des Nachts spukt es dort. Noch nie hat es jemand eine Nacht lang dort ausgehalten. Vielleicht hoffen die Leute im Dorf, dass Ihr uns von den Gespenstern befreit. Aber geht lieber nicht hin. Wenn Ihr mit meiner bescheidenen Hütte vorlieb nehmen wollt, so könnt Ihr bei mir übernachten.«

Joschinari ärgerte sich, dass die Dorfbewohner ihn hatten überlisten wollen, doch dann überlegte er es sich anders und sprach zu dem Alten: »Ich danke für Eure Güte, Alterchen, aber nun gehe ich erst recht hin. Sonst könnte noch jemand glauben, dass ich mich vor Gespenstern fürchte. Ein echter Samurai aber fürchtet nichts auf der Welt!«

»Tut, wie Ihr denkt, edler Ritter, ich habe Euch gewarnt und wünsche Euch viel Glück für den Kampf!« Und der Alte eilte nach Hause.

Der Weg zum Tempel war schon lange nicht mehr begangen worden. Nach einer Weile traten vor Joschinari die Umrisse des halb verfallenen Gebäudes aus der Dunkelheit. Im Dach gähnte ein großes Loch, durch die Ritzen in den Wänden hätte bequem eine Katze schlüpfen können. Als Joschinari auf die Veranda trat, blieb ihm ein Stück von dem morschen Geländer in der Hand, und die Dielenbretter knarrten verdächtig unter seinen Schritten. Gleich hinter der Tür hing wie ein Vorhang dichtes Spinnengewebe. Der Tempel war leer, wenn man von zahllosen Spinnweben, einigen alten Matten und einem staubbedeckten Schrein absah.

Joschinari machte sich in einer Ecke des Tempelvorraumes ein Lager und ließ sich nieder. Die Schwerter legte er in Reichweite, obwohl er bezweifelte, dass sie ihm gegen die Gespenster helfen würden, und harrte der Dinge, die da kommen sollten. Inzwischen war es stockfinster geworden, aber bald schon schien der Mond hell durch Decke und Wände. Ab und zu knarrte ein Balken, aber sonst blieb alles still. Joschinari hatte sich vorgenommen, nicht einzuschlafen und sich von nichts überraschen zu lassen, doch er hatte eine anstrengende Wanderung hinter sich und dazu einen leeren Magen, und so

war es kein Wunder, dass er schließlich einschlief. Um Mitternacht weckte ihn ein starkes Klopfen an der Nordwand des Tempels. Zugleich hörte er eine hohe, krächzende Stimme: »Hallo, ist da jemand?«
Schnell griff er zu den Schwertern und überlegte, ob er antworten sollte, doch noch ehe er sich entschieden hatte, blinkte im Nebengemach hinter der dünnen Bambuswand ein Licht auf, und jemand rief: »Hier ist der Lange, Zerfranste, unschuldig Eingekerkerte. Heute bin ich zu Hause und empfange Gäste. Wer ist dort?«
Draußen krächzte es: »Hier ist der Schimmernde, Gebogene, im Dickicht Verlorene. Ich bin zu Besuch gekommen, darf ich eintreten?«
»Komm nur herein, du bist willkommen«, antwortete der Gastgeber, aber es waren keine Schritte und auch sonst kein Laut zu hören. Nur ging nach einer Weile das Licht im Nebenraum wieder aus, und alles war wie zuvor.
Joschinari glaubte, geträumt zu haben, aber da klopfte es schon wieder, diesmal an die Südwand des Tempels, und eine undeutliche, näselnde Stimme rief: »Hallo, ist da jemand?«
Wie vorher blinkte das Licht auf, und aus dem Nebenraum antwortete es: »Hier ist der Lange, Zerfranste, unschuldig Eingekerkerte. Heute bin ich zu Hause und empfange Gäste. Wer ist dort?«
Daraufhin näselte der neue Gast: »Hier ist der Dünne, Zahnlose, an dem Ast Aufgehängte. Ich bin zu Besuch gekommen, darf ich eintreten?«

»Komm nur herein, du bist willkommen«, antwortete der Gastgeber, das Licht verlosch und wieder regte sich nichts mehr.

Nun war es Joschinari klar, dass er nicht geträumt hatte, und er wartete gespannt, was sich weiter ereignen würde. Es dauerte nicht lange, da klopfte es an die Ostwand des Tempels, und eine tiefe, hohle Stimme fragte: »Hallo, ist da jemand?«

Als das Licht angegangen war und der Lange, Zerfranste geantwortet hatte, sagte der neue Besucher: »Hier ist der Nackte, Schnappende, nur halb Begrabene. Ich bin zu Besuch gekommen, darf ich eintreten?«

Auch er wurde hereingebeten, doch ob er wirklich eintrat, konnte Joschinari nicht feststellen, denn es war kein Laut zu hören.

Noch ehe das Licht verlosch, klopfte es wieder, und zwar an die westliche Tempelwand, und der neue Besucher stellte sich gleich vor: »Hier ist der Bauchige, Unersättliche, im Teich Ertränkte. Ich bin zu Besuch gekommen, darf ich eintreten?«

Nachdem er angekommen war, verlosch das Licht nicht mehr, im Gegenteil, es brannte heller als zuvor. Der Lange, Zerfranste schien niemanden mehr zu erwarten.

Eine Weile geschah nichts, nur leises Geflüster und Gekicher und das Klappern von Geschirr klang aus dem Nebengemach herüber, wie wenn eine kleinere Gesellschaft zu Abend isst und sich dabei angenehm unterhält.

Dann aber sprach jemand lauter, der Stimme nach zu

urteilen war es der Gastgeber, und die übrigen verstummten.
»Heute habe ich eine angenehme Überraschung für euch. Nebenan, im Tempelvorraum, schläft der Ritter Joschinari und ahnt noch nicht, was ihn erwartet. Aber ich weiß es. Wir werden ihn...« Leider wurden die nächsten Worte so leise geflüstert, dass Joschinari kein Wort verstehen konnte. Dem Geflüster folgten eine Lachsalve und begeisterte Rufe: »Das ist das Richtige!« – »Wie ich mich freue!« und »Das wird ein Spaß!«
Joschinari stand der kalte Schweiß auf der Stirn. Ein weniger mutiger Ritter hätte gewiss die Flucht ergriffen, aber er verlor seine Geistesgegenwart nicht. Als er hörte, dass die Gespenster näher kamen, stand er auf, streifte die Ärmel hoch, stellte sich breitbeinig hin und erwartete, mit dem Schwert in der Hand, den Angriff.
In dem Augenblick ertönte ein scharfes Zischen, und ein rotleuchtender, dünner Strich schlüpfte in den Vorsaal. Er fuhr über den Boden, beschrieb Kreise und Bögen, und schließlich kam er immer näher an Joschinari heran und zog eine Schlinge um ihn. Joschinari schlug wild mit dem Schwert um sich, aber der Strich lachte nur vergnügt und tanzte weiter.
Nun wusste Joschinari, dass man einen hinterlistigen Feind am besten mit Furchtlosigkeit imponieren kann, und so rief er mit strenger Stimme: »Halt!«
Und tatsächlich, der rote Strich hielt in seinem Tanz ein und blinkte unsicher, dann aber fasste er sich wieder

und piepste: »Sage mir, wer ich bin, oder ich erwürge dich!«

Joschinari überlegte nicht lange und antwortete: »Wer solltest du schon sein, natürlich der Lange, Zerfranste«, und als sich der Strich noch immer nicht rührte, fügte er hinzu: »Der unschuldig Eingekerkerte.«

Kaum hatte er das gesagt, da zuckte der Strich zusammen und verschwand.

Gleich darauf ertönte ein fürchterliches Stampfen, als käme eine Herde Pferde in den Vorsaal gestürzt, und etwas Längliches, weiß Leuchtendes sprang mit einem schnappenden Geräusch um Joschinari herum.

Schließlich blieb das weiße Etwas vor dem Ritter stehen und sprach: »Sage mir, wer ich bin, oder ich reiße dich in Stücke.«

Joschinari antwortete: »Du bist gewiss der Nackte, Schnappende«, und schnell fügte er hinzu: »Der nur halb Begrabene.« Da sprang das längliche weiße Licht noch einmal in die Höhe und verschwand.

Joschinari überlegte angestrengt, wer noch zu dem Langen, Zerfransten zu Besuch gekommen war, aber viel Zeit zum Überlegen blieb ihm nicht; denn schon erklang ein hohler Ton, wie wenn eine Glocke anschlägt, und im Vorsaal erschien ein rundes blaues Licht, das sich immer schneller um sich selbst drehte. Wie es so herumwirbelte, wurde es immer größer und größer, bis es fast den ganzen Vorsaal ausfüllte und Joschinari sich an die Wand pressen musste, um nicht in den wilden Wirbel gerissen zu werden. Da blieb die Erscheinung stehen und gluckerte: »Sage mir, wer ich bin, oder ich verschlinge dich mit Haut und Haar!«

In diesem Augenblick fiel Joschinari ein, wer das sein mochte, und er antwortete eifrig:

»Du bist niemand anders als der Bauchige, Unersättliche, natürlich, der im Teich Ertränkte«. Und auch die blaue Kugel verschwand.

Noch ehe der Ritter aufatmen konnte, schnellte etwas Unsichtbares so schnell auf dem Boden hin und her, dass die Funken stoben. Schließlich fuhr es direkt auf Joschinari zu, aber der sprang gewandt zur Seite. Da blieb der Unsichtbare stehen und zischte näselnd: »Sag mir, wer ich bin, oder ich zermalme dich!«

Aha, dachte Joschinari, du kannst nicht beißen. Und er antwortete: »Du bist gewiss der Dünne, Zahnlose, der an dem Ast Aufgehängte.« Da verschwand das Gespenst ebenso wie die drei vor ihm.

Joschinari wusste, dass noch ein Besucher fehlte, aber er konnte sich beim besten Willen nicht an dessen Namen erinnern. Angestrengt überlegte er, doch da hörte er schon ein Flattern, als flöge eine Schar Vögel durch den Raum, und etwas Durchsichtiges, das in allen Farben schimmerte, schwebte herbei. Es kam immer näher, bis es vor Joschinari stehen blieb und krächzte: »Sage mir, wer ich bin, oder ich kitzle dich zu Tode!«

Ein Glück, dass du der Letzte bist, dachte Joschinari bei sich, denn er war von dem nächtlichen Tanz schon recht müde, und er sagte: »Na, du bist doch der, der zuerst kam, der...

Da kitzelte ihn etwas an der Nase, dass er in die Höhe sprang. Aber zum Glück fiel ihm gerade in diesem Augenblick der Name des Besuchers ein. »Du bist der Schimmernde, Gebogene, im Dickicht Verlorene. Und nun verschwinde, ich habe gerade genug von euch!«, rief er laut, und wirklich, das schimmernde, durchsichtige Etwas verschwand, und alles blieb still.

Aber im Nebengemach leuchtete noch immer das Licht, und so wagte Joschinari nicht einzuschlafen, denn er konnte ja nicht wissen, was die Gespenster noch vorhatten.

Zum Glück war es nicht mehr lange bis zum Morgen, und kaum erklang vom Dorf her der erste Hahnenschrei, verlöschte das Licht. Die unheimlichen Besucher schienen wieder gegangen zu sein.

Erst jetzt legte sich Joschinari, der vor Müdigkeit kaum noch auf den Beinen stehen konnte, hin und schlief sofort ein. Als er mit knurrendem Magen erwachte, schien die Sonne schon durch alle Ritzen. Joschinari schaute sich um. Der Tempel war wirklich leer, bis auf die Spinnweben, die alten Matten und den staubbedeckten Schrein.

Joschinari stand auf, gürtete seine Schwerter um und trat auf die Veranda hinaus. Nicht weit von dem Tempel sah er ein Häuflein Dorfbewohner stehen, die stumm herüber schauten. Ihm fiel ein, wie unfreundlich sie ihn

gestern empfangen hatten, und er legte die Hände an den Mund und rief zu ihnen hinüber: »Ihr habt mich also zu den Gespenstern schlafen geschickt! Aber wie ihr seht, ist mir nichts passiert, ja, ich habe mich ganz angenehm mit ihnen unterhalten. Und wisst ihr auch, wer hier spukt? Hört gut zu! Hier im Tempel ist der Lange, Zerfranste, unschuldig Eingekerkerte, und zu ihm kommen der Schimmernde, Gebogene, im Dickicht Verlorene, der Bauchige, Unersättliche, im Teich Ertränkte, der Nackte, Schnappende, nur halb Begrabene und der Dünne, Zahnlose, an dem Ast Aufgehängte. Die fünf sind gute Freunde, die am Tage nicht zueinander kommen können und deshalb in der Nacht herumspuken. Wenn wir sie alle fünf finden und auf einen Haufen legen, hört die Spukerei auf. Nun schaut nicht so erschrocken drein, helft mir lieber suchen. Dort im Westen sehe ich einen Teich, da finden wir gewiss den Bauchigen, Unersättlichen.«
Und ehe sich's die Dorfleute versahen, ging Joschinari auf den Teich zu. Lange fand er nichts, doch dann sah er plötzlich nahe beim Ufer einen alten Krug ohne Boden im Wasser liegen.
»Das ist er!«, sagte Joschinari. »Schaut nur, wie bauchig er ist, und unersättlich ist er auch, wo er doch keinen Boden mehr hat. Holt ihn heraus, und dann werden wir weitersehen.«
Als der Krug geborgen war, zeigte Joschinari nach Norden und sprach: »Dort ist ein Gebüsch, da könnte sich der Schimmernde, Gebogene aufhalten.«

Das ganze Dorf suchte mit Joschinari das Dickicht ab. Schließlich sah der Ritter etwas leuchten. Er bückte sich und hob einen Hahnenschwanz auf.
»Ich habe ihn!«, rief er freudig. »Er schimmert in allen Farben, gebogen ist er auch, und verloren muss ihn sein Besitzer ja haben, sonst läge er nicht hier. Jetzt gehen wir nach Süden, dort hängt an einem Baum der Dünne, Zahnlose.«
Im Süden wuchs ein einsamer Baum, den sie nun von allen Seiten betrachteten. Lange konnten sie nichts finden, endlich aber bemerkte ein kleines Mädchen ganz oben in den Zweigen einen alten, zahnlosen Kamm.
»Richtig, das ist er«, lobte Joschinari das Mädchen. »Noch dünner kann er gar nicht sein, und Zähne hat er auch keine mehr. Nehmt ihn mit. Und nun gehen wir in östlicher Richtung, jener Stein sieht fast wie ein Grabstein aus, dort finden wir sicher den Nackten, Schnappenden, nur halb Begrabenen.«
Sie schüttelten den Dünnen, Zahnlosen vom Baum und begaben sich zu dem Stein. Hier brauchten sie nicht lange zu suchen. Gleich hinter dem Grabstein schaute ein blanker, weißer Pferdeschädel aus der Erde.
»Das ist er bestimmt. Nackt ist er, dass es nicht nackter geht, Zähne zum Schnappen hat er noch, und begraben ist er wirklich nur halb. Nehmt den Schädel und kommt mit zum Tempel. Wir müssen noch den Gastgeber, den Langen, Zerfransten, unschuldig Eingekerkerten finden.«

Sie schauten sich in dem Tempel um, aber er war leer wie zuvor.
Sollte es der Schrein sein? fragte sich Joschinari. Er ist zwar gut verschlossen, aber lang ist er nicht und zerfranst schon gleich gar nicht. Doch er könnte das Gefängnis sein. Sicher ist der Lange, Zerfranste darin.
Er schlug kräftig mit der Faust auf den Schrein und versuchte, das Schloss mit seinem Messer aufzubrechen. Endlich gab die Tür nach, und Joschinari erblickte eine Reihe Schubfächer. Im untersten lag ein abgerissener Schnürsenkel.
Joschinari zog ihn heraus und sprach: »Hier haben wir ihn, den unschuldig Eingekerkerten; denn er gehört nicht in den Schrein, der nur für Schriftrollen bestimmt ist. Und zerfranst ist er auch. Lang ist er zwar nicht gerade, aber doch viel länger als breit, und das bisschen Aufschneiderei wollen wir ihm gern verzeihen. Nun haben wir die fünf beisammen. Vergrabt sie alle an einer Stelle, damit sie niemanden mehr schrecken.
Die Dorfleute taten, wie ihnen Joschinari geheißen. Sie vergruben den bodenlosen Krug, den verlorenen Hahnenschwanz, den zahnlosen Kamm, den Pferdeschädel und den abgerissenen Schnürsenkel tief in die Erde, bedankten sich bei dem Ritter, dass er den Tempel von den Gespenstern erlöst hatte und entschuldigten sich für ihr unfreundliches Verhalten am Tag zuvor.
Und ob ihr es glaubt oder nicht, seit jenem Tag spukte niemand mehr in dem Tempel herum, weder der Schim-

mernde, Gebogene noch der Bauchige, Unersättliche, weder der Nackte, Schnappende noch der Dünne, Zahnlose, ja, nicht einmal der Lange, Zerfranste.

Japanisches Volksmärchen

Ganz im Gegensatz zum Schuster aus dem vorherigen Märchen geht Joschinari mit Bedacht und Mut vor. Auch er hat Angst, aber er lässt sich von ihr nicht vereinnahmen und bewahrt so gut es geht einen kühlen Kopf.

Die wichtigste Botschaft in diesem Märchen ist: Gib der Angst einen Namen und bringe die Dinge »in Ordnung« (ordne sie), dann haben sie keine Macht mehr über dich.

Sehen wir uns das Märchen an. Ganz zu Beginn erfahren wir, dass Joschinari und die Welt, in der er lebt, vollkommen in Unordnung geraten sind. Sein Herr hat bei einem Kampf seine Macht verloren, er selbst ist zerlumpt, hat kein Dach mehr über dem Kopf und keine Nahrungsvorräte. Das Dorf, in das er kommt, ist dunkel, verschlossen, seine Einwohner sind falsch und hinterhältig. Auch seine innere Welt, dargestellt durch den Tempel, in dem Gott, die Liebe, die kosmische Ordnung zu Hause sind, ist in desolatem Zustand, und der Weg, der dorthin (nach innen) führt, ist lange nicht benutzt worden.

Es gibt zu Beginn dieses Märchens nur einen einzigen Lichtblick, und das ist der Alte, der Joschinari warnt. Solche Figuren – ein mächtiger, weiser oder gütiger alter Mann bzw. eine alte Frau – begegnen uns oft im Märchen. Sie verkörpern Stärke, Vernunft und Weisheit, sind die Instanz, die uns rät und behütet; ein Schutzengel, der innere Arzt, die göttliche Liebe.

Dass dieser Alte auftaucht, ist ein Hinweis dafür, dass für Joschinari noch nicht alles verloren ist, dass Liebe, Güte und Weisheit vorhanden sind und es Hoffnung gibt.

Auch die beiden Schwerter, die ihm noch verblieben sind, sind ein Zeichen dafür, dass unser Held trotz allem, was in seinem Leben in »Unordnung« geraten ist, noch mit einer positiven Kraft verbunden ist. Für einen Samurai sind seine Schwerter mehr als bloßes Handwerkszeug – sie sind Statussymbol und Zeichen seiner Kraft und seiner Männlichkeit.

Außerdem symbolisiert das Schwert einen klaren Verstand, denn es zerteilt in rechts und links, in oben und unten, und durch dieses Zerlegen in einzelne kleinere Teile die dann neu geordnet werden können, wird Klarheit geschaffen.

Joschinaris Kampf gegen die Angst

Angst, darüber habe ich bereits in der Einleitung geschrieben, beginnt im Kopf, und genau dort müssen wir sie auch bewältigen. Joschinari macht es uns vor. Um gegen die Angst anzugehen bewahrt er Ruhe, setzt er den Verstand ein, ›nennet die Dinge beim Namen‹ und ordnet sie.

An einer Stelle des Märchens heißt es: *Joschinari schlug mit dem Schwert wild um sich* (ein Zeichen von Panik) *aber der Strich* (das, was ihm Angst macht) *lachte nur und tanzte vergnügt weiter. Nun wusste Joschinari, dass man einen hinterlistigen Feind am besten mit Furchtlosigkeit imponieren kann, und so rief er mit strenger Stimme: »Halt!«*

In Momenten der Angst ist es wichtig, sich mit seiner Kraft zu verbinden. Bemühen wir als Beispiel wieder einmal des Menschen liebsten Vierbeiner, den Hund. Würde man von einem Hund gestellt, wäre es fatal, Angst zu zeigen und wegzulaufen. Der Hund ist sowieso schneller. Er würde dem Fliehenden nachhetzen, ihn stellen und eventuell beißen. Besser, man bleibt in solch einer Situation stehen, sieht den Hund an und gibt mit strenger Stimme den Befehl »aus« oder »Platz« oder redet beruhigend auf das Tier ein.

Es ist ein Grundbedürfnis von uns Menschen, die Dinge zu benennen. Egal was immer uns auch begegnet, sofern wir es nicht kennen, fragen wir als erstes: »Was ist das?« bzw. »Wie heißt das?« Erst dann forschen wir weiter: »Woher kommt es? Was kann man damit tun? Wie riecht oder schmeckt es?«

Was uns fremd ist, macht uns Angst. Wenn etwas aber einen Namen hat, ist es uns bereits ein stückweit vertraut. Dann können wir lernen, es einzuschätzen und damit umzugehen. Die Dinge beim Namen zu nennen oder ihnen einen Namen zu geben, das bedeutet auch, dass wir uns mit ihnen beschäftigen, und über diese Beschäftigung verlieren sie mehr und mehr von ihrem Schrecken.

Das tut auch Joschinari. Er beschäftigt sich mit dem, was so viel Angst und Schrecken verbreitet, gibt ihm einen Namen, und damit verliert es fürs erste seine Macht.

Weil Joschinari aber klug ist, belässt er es nicht dabei und forscht weiter. Er will das, was ihm Angst macht, bei Licht besehen, will genau wissen, was dahinter steckt, also macht er sich auf die Suche nach den fünf Störenfrieden und findet sie auch recht schnell.

Mit den Spukgeistern aus unserem Märchen verhält es sich, wie so oft im Leben mit Dingen, die man als besonders gefährlich oder auch besonders großartig einstuft: Betrachtet man sie genauer, erkennt man plötzlich, dass sie ganz harmlos sind oder gar nicht mehr so viel hermachen. So war das ja auch im Märchen vom Schuster – hätten die Tiere bis Tagesanbruch gewartet und dann nachgesehen, hätten sie den Schuster erkannt, und es hätte keinen Grund mehr zur Panik gegeben.

Um die Angst ablegen zu können, müssen wir uns ihrer zuerst einmal bewusst werden. Ein Ritual kann helfen, einen Schlussstrich zu ziehen.

Am Schluss begräbt Joschinari die fünf Gegenstände der Angst. Ein feierliches Ritual, mit dem er einen endgültigen Schlussstrich zieht. Um dieses Ritual, dieses Übergeben der Angst an die Erde begehen zu können, musste er sich ihrer aber erst einmal bewusst werden (sie benennen), sich ihr stellen und sich mit ihr auseinandersetzen.

Die ewige Angst der Frauen

Von einem Dorf, in dem ich früher einmal wohnte zu einem anderen Dorf wurde ein Radweg gebaut, der führte etwa vier Kilometer durch ein wunderschönes malerisches, einsames Tal, immer an einem Waldrand entlang. Als ich einmal bei einem Dorffest mit den Frauen zusammentraf, kam die Rede auf diesen Radweg, und die Frauen sagten: »Du glaubst doch nicht etwa, dass wir, wenn wir ohne unsere Männer unterwegs sind, diesen Radweg benutzen, wir fahren weiterhin auf der Straße! Und unseren Töchtern haben wir diesen Weg sowieso verboten.« Und dann erklärten sie mir, dass sie Angst hätten, es könnte ihnen hinter irgendeinem Busch ein Mann auflauern, sie vom Rad stoßen und in den Wald zerren.

Ich war bestürzt, und zwar aus vielerlei Gründen. Zum ersten schockierte es mich, dass die Frauen sich so abhängig machten von ihren Männern. Zum zweiten schmerzte mich dieses Misstrauen, das im Prinzip jeden Mann als potentiellen Mörder und Vergewaltiger entlarvte, und das von den Müttern auf die Töchter übertragen wurde. Zum dritten machte es mich traurig, dass Frauen sich so wenig Kraft zutrauen, wodurch sie sich zu idealen Opfern machen. Denn Kraft, das ist mehr als nur »Muskelkraft«. Das ist etwas, das von innen »aus dem Kopf« und aus dem Herzen kommt.

Dann noch eine zweite Geschichte. Während meiner Ausbildung zur Erwachsenenbildnerin ereignete sich Folgendes: Eine junge Frau, die in einem der Seminarhäuser, in dem die Ausbildung stattfand, zu Gast war, ging alleine über die Felder spazieren. Weit und breit war niemand zu sehen, das Dorf lag abseits zwischen Wiesen, Feldern und Wäldern. Da stoppte ein Auto auf dem Weg, von dem sie etwa hundert Meter entfernt war. Ein Mann stieg aus und kam auf sie zu. Sofort war klar für sie: Er will dich vergewaltigen, und niemand ist in der Nähe, der dir helfen könnte!

Ich muss dazu sagen, dass diese Frau tatsächlich bereits mehrmals vergewaltigt worden war. Im Aufzug, auf dem Weg von der Uni nach Hause, im Park – insgesamt sechs Mal.

Als dieser Mann vor ihr stand, ging die junge Frau sofort in die Knie und bettelte, er möge ihr nichts tun, sie sei auch bereit, alles zu machen, was er von ihr verlange.

Er zwang sie tatsächlich zu sexuellen Handlungen, dann ging er zu seinem Auto zurück und fuhr davon. Aber vielleicht hatte er ja zuerst einmal überhaupt nicht vorgehabt, sie zu sexuellen Handlungen zu zwingen. Vielleicht wollte er sie nach dem Weg fragen oder ärgerte sich, dass sie quer über die Felder ging. Und wenn doch, vielleicht hätte dann ein entschlossenes Auftreten ihrerseits das Schreckliche noch abwenden können.

Ich möchte meinem Fallbeispiel ein modernes Märchen von Luisa Francia entgegensetzen, die sich als Filmemacherin und Autorin, Schamanin und »Hexe« einen Namen gemacht hat. Luisa Francia nennt ihre Geschichte *Percht*, nach einer uralten Göttin, die im Alpenraum angesiedelt und im Nordischen als *Holle, Freya* oder *Frigga* bekannt ist.

PERCHT

Es war eine stürmische, düstere Novembernacht, kurz nach Allerheiligen, Neumond. Ein Angetrunkener folgte einer Frau durch die neonerleuchteten Straßen der Stadt. An einer Ampel blieb sie stehen. Sie führte einen Hund an der Leine. Sie sah sich nicht um.

»Na, Mädel, wohin so allein«, rief er hinter ihr.

Sie drehte sich nicht um.

»So eine schöne Frau und ganz allein.«

»Ich bin«, sagte sie, indem sie sich umdrehte, dass ihre dunklen Locken um die Schultern flogen, »grausam, hässlich, furchterregend und uralt.«

Nein, sie war wunderschön, atemberaubend. Aber während sie sprach, veränderte sich ihr Gesicht. Mit jedem Wort wurde ihre Erscheinung furchterregender, der Hund an ihrer Seite glich mit seinen gefletschten Zähnen eher einem Wolf.

Der Mann erschrak, wich zurück, aber nun wollte sie nicht locker lassen und folgte ihm, raunte über seine Schulter: »Schöner Knabe, wohin so allein?« und beschleunigte ihre Schritte, sobald er schneller ging. Sah er sich um, so schnitt sie ihm grässliche Fratzen, stampfte auf, dass die Häuser zitterten. Dann setzte sie zu einem Lachen an, das grollend und dumpf begann und zu einem Gelächterinferno anschwoll.

Der Mann hatte zu laufen begonnen, als sei die wilde

Jagd hinter ihm her, und in der Tat, so war es. Wieherndes kreischendes Gelächter im Nacken ließ sein Blut gefrieren. Er wünschte sich sehnlichst, einen anderen Mann zu treffen, der ihm gegen dieses entfesselte Weib zu Hilfe kommen könnte, doch als er einem begegnete, wusste er seine Angst nicht zu formulieren, und der Helfer zog ahnungslos vorüber, was die Alte zu immer neuen, grässlichen Lachsalven animierte.

Luisa Francia

In diesem Text geht es um eine weibliche Ur-Kraft, die in uns verborgen liegt, und die es für uns Frauen (wieder) zu entdecken gilt. Wenn wir den Mut haben, uns aggressiv und »hässlich« statt angepasst und unterwürfig zu zeigen, stoßen wir sehr schnell auf diese Kraft in uns. Dann sind wir zwar nicht mehr »allzeit lieb« und müssen uns damit abfinden, auch auf Ablehnung zu stoßen, aber dafür werden wir unabhängiger und seltener Opfer sein.
Selbstverständlich kann es in bestimmten Situationen lebensrettend sein, wenn man nicht Heldin oder Held spielt, sondern sich ruhig verhält und sich z. B. berauben lässt, bevor man riskiert, sein Leben zu verlieren. Aber wir Frauen sollten uns klar machen, dass wir nicht als Opfer geboren wurden, nur weil wir Frauen sind. Wir haben Mut, Kraft und Verstand und können dies alles einsetzen, um uns und unsere Würde zu verteidigen.

In unserem Fallbeispiel von der jungen Frau, die vergewaltigt wurde, haben wir gesehen, welche Macht die Angst vor der Angst ausüben kann. Auch einige Volksmärchen beschäftigen sich mit diesem Thema. Ganz besonders eindrucksvoll finde ich das folgende bulgarische Märchen.

Der Neid und die Macht der Angst

Es war einmal ein Zar, der hatte einen Arzt. Dieser konnte viel, war aber sehr neidisch und, damit niemand etwas von ihm lernen konnte, hielt er sich nicht einmal einen Diener. Es gab jedoch einen schlauen Jungen. Der stellte sich stumm, zog aus, sein Glück zu suchen, und kam auch zu dem Arzt. Als der sah, dass der Junge stumm war, dachte er sich: »Das ist ein Diener für mich, und was er auch lernt, er kann mir doch nicht gleichkommen, da er stumm ist«, und da nahm er ihn.
Der Junge blieb sieben Jahre bei ihm. Niemand merkte, dass er sprechen konnte. Der Arzt verheimlichte nichts vor ihm, so dass er gelehrter wurde als der Arzt selber.
Der Zar hatte eine Tochter. Seit einiger Zeit begann ihr, der Kopf zu schmerzen. Der Zar sagte zu dem Arzt, er solle alles ihm Mögliche tun, um sie zu heilen. Der Arzt aber sagte:

»Erhabener Zar! Ihre Krankheit ist sehr schlimm. Eine Hoffnung ist mir nur geblieben, um es zu versuchen, aber das ist schrecklich, sie kann auch daran sterben. Deshalb gib mir ein schriftliches Versprechen, dass du mir nichts Böses tun wirst, wenn – was Gott verhüte – deine Tochter stirbt; dann will ich es versuchen.« Der Zar fragte seine Tochter – und die sagte: »Ob ich sterbe oder gesund werde, ich kann die Schmerzen nicht länger ertragen.«

Der Zar gab dem Arzt die Erlaubnis. Der schloss sich mit dem Zaren und seiner Tochter in eine Kammer ein und nahm alles mit, was er brauchte, nur den Jungen ließ er nicht zusehen, dass er nicht auch das lerne; denn es war eine sehr seltene Krankheit. Der Junge aber, der das größte Verlangen hatte, auch das zu lernen, konnte es nicht lassen zuzusehen. Leise, leise stieg er zu der Dachkammer und bohrte ein Loch in die Decke, gerade so groß, dass er sehen konnte, was der Arzt machen würde. Der Arzt setzte die Zarentochter auf einen Stuhl, band sie ordentlich fest, dass sie sich nicht rühren konnte, betäubte sie dann, spaltete den Kopf, öffnete ihn an der Stirn und sah – einen Käfer, der sich mit den Füßen im Gehirn festklammerte. Da nahm er die Zange, um ihn herauszuziehen, aber sowie er ihn fassen wollte, ließ sich eine Stimme hören: »Um Gottes Willen, höre! Ziehe den Käfer nicht mit der Zange heraus, er wird das Gehirn zerreißen, und das Mädchen wird sterben! Mach eine Nadel heiß und stich den Käfer von hinten mit der Nadel, dann wird er von selbst die Füße loslassen und abfallen, ohne das Gehirn zu verletzen!«

Der Arzt sah ein, dass es wirklich so besser sei, und tat, was ihm die Stimme von der Decke sagte. Dann schloss er ganz vorsichtig den Kopfspalt wieder zu und verband den Kopf mit den notwendigen Mitteln.

Das Mädchen erwachte und fühlte, dass es ihm besser war als vorher. Als sie nun wieder gesund war, rief der Zar den Arzt und sagte zu ihm: »Was verlangst du von mir, dass du meine Tochter geheilt hast?« (Doch zuvor hatte der Zar zu dem Arzt gesagt, was auch immer er verlange, wolle er ihm geben, wenn er seine Tochter wieder gesund mache.)

Da antwortete der Arzt: »Ich verlange, dass du meinen Lehrling tötest!«

Als der Zar das hörte, wunderte er sich und sagte zu dem Arzt: »Verlange etwas anderes, nur das nicht.« Aber der Arzt bestand darauf.

Da sprach der Junge zu dem Zaren: »Erhabener Zar! Ich sehe, dass du mir nichts Übles antun willst und Mitleid mit mir hast, aber der Arzt will, dass ich umkomme. Darum befiehl ihm, dass er mich vergiften möge und, wenn ich nicht an dem Tage sterbe, den er angibt, dass ich dann für ihn ein Gift bereite: und wir sehen, ob er sich retten kann wie ich.«

Dem Zar war das recht; einmal, weil er nicht wollte, dass der Junge umkam, zum anderen, weil er so den Besten zum Arzt bekommen würde. Der Zar gab den Befehl, und am nächsten Tag brachte der Arzt dem Jungen das allerschärfste Gift und gab es ihm vor den Augen des Zaren.

Der Junge fragte den Arzt: »Wie viel Stunden werde ich noch leben, nachdem ich das Gift getrunken habe?«

Der Arzt antwortete: »Sieben Stunden.«

Der Junge aber, der zuvor ein Gegenmittel eingenommen hatte, trank das Gift und ging hinaus.

Nach sieben Stunden trat er wieder vor den Zaren, heil und ganz.

»Jetzt«, sprach er zum Zaren, »ist die Reihe an mir, Gift für meinen Meister zu bereiten, doch bitte ich dich, erhabener Zar, lass einen Ausrufer auf dem Markt verkünden, es solle drei Tage und drei Nächte keiner aus dem Hause gehen, solange ich das Gift koche, denn schon von seinem Geruch fallen die Vögel tot auf die Erde.«

Am vierten Tag erschien er wieder vor dem Zaren, nahm vor dessen Augen ein wenig Wasser, tat es in eine Flasche und verschloss sie. Dann sagte er dem Zaren, er möge den Arzt rufen lassen. Sobald der kam, gab er ihm die Flasche zum Trinken, und als der Arzt ihn fragte: »Wie viel Stunden werde ich noch leben, wenn ich das ausgetrunken habe?« antwortete der Junge: »Sowie du die Flasche in die Hand nimmst, wirst du sterben.«

Und sobald der Arzt sie ergriff, fiel er tot hin.

Märchen aus Bulgarien

Was den Arzt umbrachte, war nicht ein Gift – der Junge hatte ihm ja nur Wasser gegeben – es war ganz einfach seine Angst. Man könnte auch sagen, es war Magie.

Die Großmutter einer Freundin hat ihr, als sie klein war, ihre Warzen »abgekauft«. Sie hatte drei an der Hand. Für jede Warze bekam meine Freundin zehn Pfennig, das war damals viel Geld, und man bekam eine Menge Waffelbruch dafür. Die Großmutter legte das Geld abends auf den Küchentisch mit dem Hinweis: »Du darfst es aber nur dann nehmen, wenn du die Warzen auch wirklich hergibst. Morgen früh sehe ich nach, ob du sie noch hast, so lange bleibt das Geld hier liegen.«

Die Warzen waren am Morgen weg und meine Freundin bekam das Geld.

Genau so wie dieser positive »Zauber« wirkt auch die Macht der Angst. Sie ermöglicht es Sexual- und Gewalttätern Kinder und Jugendliche zu misshandeln oder zu missbrauchen.

»Wenn du etwas sagst, wird deine Mama vor Kummer sterben!« Dieser »magische Satz«, der die Angst des Kindes mobilisiert, wird seine Wirkung nicht verfehlen, und derjenige, der einem Kind das antut, weiß das genau, denn oftmals war er selbst das Opfer eines Gewalttäters und der eigenen Angst.

»Wenn du mich verlässt, werde ich mich umbringen.«

»Ohne dich bin ich verloren.«

»Wenn du nicht tust, was ich will, werde ich krank.«

»Wenn Sie nicht bereit sind, Überstunden zu machen, werden Sie nicht befördert.«

»Wenn Sie nicht tun, was wir von Ihnen erwarten – bitte, es gibt genug Andere, die sich um Ihren Job reißen!«
Wir kennen sie alle, solche »magischen« Sätze, die mit unserer Angst spielen, und es gibt wohl kaum einen von uns, der dem noch nie in die Falle gegangen wäre.
Aber wie können wir uns gegen solchen Druck, gegen dieses Machtspiel mit der Angst wehren?
Wieder ist die Antwort: Wir müssen uns mit unseren Ängsten auseinandersetzen, uns mit ihnen beschäftigten, sie durchleuchten. Hätte der Arzt in unserem Märchen gewusst, dass nichts als Wasser in der Flasche ist, hätte die Angst ihn nicht umgebracht.
Eine meiner Klientinnen erzählte mir einmal, wie es ihrer Mutter ergangen war. Die hatte drei Kinder, war eine sehr fleißige und herzensgute Frau, die aber in einer sehr unglücklichen Ehe lebte. Ihr Mann war ein schwacher Mensch, der keine Verantwortung übernehmen wollte und alles auf sie abschob. Nach außen hin spielte er den charmanten, immer gut gelaunten Familienvater, aber in Wahrheit kümmerte er sich um nichts, gab Geld für seine Hobbys aus und genoss das Leben, während seine Frau sehen musste, wie sie die Familie durchbrachte.

Die häufigsten Angstauslöser sind ungelöste und verdrängte Konflikte. Dazu gehören u.a. auch nicht ausgelebte Gefühle, Tabuthemen, Verpflichtungen, denen wir nicht nachgekommen sind und Aufgaben, die uns zu schwierig erscheinen.

Als die Kinder groß waren und ihrer eigenen Wege gingen, versuchte sie, sich aus dieser Ehe zu lösen. Sie hatte als junges Mädchen die Hauswirtschaftsschule besucht und

hätte als Haushälterin sofort eine Arbeitsstelle bekommen können. Dort hätte sie mehr Geld verdient, als sie jemals für sich zur Verfügung gehabt hatte. Doch da drohte der Mann ihr, sich das Leben zu nehmen. Er sagte das nicht so direkt, aber seine Anspielungen waren für sie deutlich genug.
Sie blieb noch weitere dreizehn Jahre und litt in dieser Ehe. Immer, wenn sie versuchte, sich von ihrem Mann zu lösen, erpresste er sie wieder mit seinen Selbstmorddrohungen.
Inzwischen war sie 64 Jahre alt und hatte immer noch nichts vom Leben gesehen, denn ihr Mann ging weiter ohne sie aus, verbrauchte jetzt noch mehr Geld, und sie war ohne die Kinder einsamer denn je. Da eröffnete er ihr eines Tages, dass er sie verlassen werde. Er hatte eine andere Frau kennen gelernt – eine Witwe, acht Jahre jünger als seine Frau, die ein großes Haus besaß und eine gute Rente zur Verfügung hatte.
Jetzt, mit 64 Jahren, konnte die Mutter meiner Klientin aber keine Anstellung mehr bekommen. Das Geld, das ihr Mann ihr gab, reichte kaum zum Überleben, sie war einsam und sah auf ein unerfülltes Leben voller Entbehrungen zurück.
Nur wenige Monate, nachdem ihr Mann sie verlassen hatte, bekam sie heftiges Rheuma, und zwei Jahre später starb sie. Aus Angst, die Schuld an seinem Tod auf sich zu laden, hatte sie ihr Leben für einen Mann gelebt, der es ihr nicht dankte und nie für sie da war.
Es ist so gut wie sicher, dass ihr Mann sich nicht umgebracht hätte. Seine Drohungen waren, genau wie im Märchen vom Neid und der Macht der Angst, nichts als »Was-

ser« gewesen, und doch hatten sie ihr Leben vergiften können.

Hätte die Frau sich jedoch mit ihren Ängsten auseinandergesetzt – vielleicht zusammen mit einem Therapeuten – hätte sie vermutlich herausgefunden, dass nicht sie verantwortlich ist für das Leben ihres Mannes sondern ganz allein er selbst; dass sie durch ihr Verhalten dazu beitrug, in dieser Weise von ihm ausgebeutet zu werden; dass sie in Wahrheit nicht bei ihm blieb, weil er ihr drohte, sich umzubringen, sondern weil sie Angst davor hatte, sich auf ein anderes Leben einzulassen. So hätte sie ihre *wirklichen* Ängste kennen gelernt – und nur über diesen Weg hätte sie auch die Möglichkeit gehabt, sich von ihnen zu befreien und ein selbstbestimmtes Leben zu führen.

So wie der Mutter meiner Klientin geht es vielen. Man führt ein Leben, das alles andere als glücklich ist, aber weil es Beständigkeit verspricht und darum Sicherheit bietet, hält man daran fest. Das andere, das Unbekannte, könnte einen durch Turbulenzen führen, die man vielleicht nicht schadlos überstehen würde – also vermeidet man es es lieber.

Das nächste Märchen erzählt von einem feigen Brudermord. Es zeigt uns, was aus Menschen werden kann, die ihre Angst nicht wahrhaben wollen und sich in einen Teufelskreis von Lügen verstricken, um das Bild aufrecht erhalten zu können, das sie sich und der Welt von sich gegeben haben.

DIE HIRTENFLÖTE

Es war einmal ein König, der hatte eine Tochter. In der Nähe des Königsschlosses befand sich ein schöner Wald, und dahinter dehnten sich Ackerfelder. In diesem Wald aber trieb ein Wildschwein sein Unwesen. Es kam von Zeit zu Zeit sogar aus dem Wald und verwüstete den Leuten die Äcker und tat auch sonst großen Schaden. Die Bauern gingen dann zum König und klagten ihm ihre Not. Viele Jäger hatten versucht, das Wildschwein zu erlegen, doch vergebens, die meisten hatten dabei selbst ihr Leben lassen müssen. Nun wusste sich der König keinen anderen Rat mehr, als im ganzen Land austrommeln zu lassen, wer das Königreich von dem Wildschwein befreie – ob er es nun erschlage oder erschieße, bliebe sich gleich – der bekomme seine Tochter zur Frau.
Es versuchten viele Ritter ihr Glück, aber es gelang ihnen ebenso wenig wie den Jägern, das Wildschwein zu töten. Eines Tages fanden sich auch zwei Brüder bereit, gegen das wilde Tier auszuziehen. Sie machten sich auf den Weg zum Wald. Davor stand ein kleines Wirtshaus. Je näher sie der Gefahr kamen, desto ängstlicher wurde der ältere Bruder, bis er schließlich zu dem Kleinen, der getrost ausschritt, sagte: »Ich gehe ein wenig in die Schenke. Wenn du willst, geh du voran in den Wald.« Der Kleinere war mutig und marschierte tapfer weiter. Als er im Wald ein Stück Weg gegangen war, begegnete ihm ein

Zwerg, der sich mit einem allzu großen Spieß mühselig fortschleppte. »Ach, lieber Junge«, stöhnte der Zwerg, »willst du mir diesen Spieß nicht abnehmen und ihn bis zu der großen Eiche tragen. Dort wohne ich, und mir ist er viel zu schwer.«

Der Junge war sofort dazu bereit, und so wanderten sie zusammen der Eiche zu. Als der Zwerg ein wenig zu Atem gekommen war, fragte er den Jungen, was er denn so allein in dem gefährlichen Wald suche. »Ich? Ich will das Wildschwein erlegen«, antwortete der Bursche. Da riet ihm der Zwerg: »Nimm diesen Spieß und halte ihn nur gerade vor dich hin. Sobald das Wildschwein kommt, rennt es wütend in den Spieß hinein und verreckt. Dies ist ein Zauberspieß, musst du wissen, ich gebe ihn dir, weil du gutherzig bist. Die anderen, die das Schwein töten wollten, hatten es alle zu eilig und wollten mir nicht helfen. Darum habe ich ihnen den Spieß nicht gegeben, und sie konnten dem Wildschwein nichts anhaben.«

Der Junge dankte freudig, und da war der Zwerg auch schon verschwunden. Nun ging der Junge mit gefälltem Spieß tiefer in den Wald hinein. Nach einer Weile hörte er es näher und immer näher in den Sträuchern rascheln und knacken. Und plötzlich brach das Schwein mit Schnauben aus dem Gebüsch hervor. Sein Anblick, die gesträubten Borsten und die riesigen Hauer, jagten dem Burschen einen tüchtigen Schreck ein. Aber er ließ den Spieß nicht sinken, sondern packte ihn fester. Wütend rannte das Tier auf ihn los und geradewegs in den Spieß hinein. Der Stich

ging so tief, dass das Schwein alsbald tot zu den Füßen des Jungen lag.
Er nahm es nun auf den Rücken und machte sich auf den Heimweg. Als er erschöpft beim Wirtshaus ankam, saß sein älterer Bruder noch immer beim Wein. Er rief ihn heraus und zeigte ihm seine Beute. Der Bruder freute sich zuerst, weil er sich nun selbst nicht mehr in Gefahr begeben musste, aber dann kam ihm zum Bewusstsein, dass nun nicht er die Königstochter zur Frau bekommen werde. Neid und Missgunst erfassten ihn, und er beschloss, den kleinen Bruder um den Lohn zu betrügen. Darum sprach er zu ihm: »Gib mir das Schwein, ich will es tragen. Du bist schwächer als ich und sicher auch schon müde.«
Der jüngere Bruder willigte gern ein. So gingen sie, bis sie an einen tiefen Fluss kamen. Als sie mitten auf der Brücke waren, stieß der böse Bruder den kleinen ins Wasser, und dieser musste ertrinken. Zufrieden ging der andere mit dem Wildschwein weiter bis zum Königsschloss. Der König empfing ihn sogleich. Er dankte ihm und gab ihm seine Tochter zur Frau. Bald wurde die Hochzeit gefeiert, und das junge Paar lebte mehrere Jahre zusammen.
Nach dieser Zeit kam einmal ein Schafhirt mit seiner Herde an die gleiche Brücke. Während die Schafe hinübertrotteten, stand der Hirt am Ufer und blickte ins Wasser. Da bemerkte er darin ein weißes Knöchlein. Er dachte bei sich: »Ei, das wäre ein gutes Mundstück für meine Flöte.« Und während die Schafe weiter über die Brücke zogen, stieg er rasch das Ufer hinunter und fischte das Knöchlein aus

dem Wasser. Im Weitergehen schnitzte er es zurecht, befestigte es an seiner Flöte und setzte sie an den Mund. Da begann das Knöchlein von selbst zu tönen und mit menschlicher Stimme zu klagen:

»Schafhirt, der du auf meinem Knöchlein bläst, mein Bruder hat mich ertränkt, unter die Brücke versenkt, wegen dem wilden Schwein, um die Königstochter zu frei'n.«

Der Hirt erstaunte gar sehr über das singende Knöchlein, und weil es etwas so Besonderes war, dachte er unterwegs: »Ich will es dem König schenken.« Und er ging hin und brachte es dem König. Der König führte die Flöte auch an den Mund, um zu blasen, und wieder klagte es darin:

»König, der du auf meinem Knöchlein bläst, mein Bruder hat mich ertränkt, unter die Brücke versenkt, wegen dem wilden Schwein, um deine Tochter zu frei'n.«

Nun erst merkte der König, was sich zugetragen hatte. Sofort ließ er seinen Schwiegersohn zu sich rufen und befahl ihm, auf der Flöte zu spielen. Als das Knöchlein zu singen begann, erbleichte der Mörder und zitterte so, dass er die Flöte fallen ließ. Der König befragte ihn nun streng, was sich damals zugetragen habe, und der Bösewicht musste seine Schuld bekennen. Darauf ließ ihn der König hinrichten. Die Gebeine des jüngeren Bruders aber wurden aus dem Wasser geholt und nach dem Brauch mit großen Ehren begraben.

Siebenbürgisches Märchen aus Tekendorf

Auch von diesem Märchen gibt es viele verschiedene Fassungen. Fast immer wird der ältere Bruder (manchmal sind es zwei ältere Brüder) als listig und klug beschrieben, der jüngere aber als Dummling mit gutem Herzen. Hier, in unserem Märchen aus Siebenbürgen, ist der jüngere aber kein Dummling, so wie der ältere auch nicht listig ist, sondern die Brüder unterscheiden sich alleine durch ihren Mut. Während der junge »getrost ausschreitet«, wird der ältere als ängstlich, kleinmütig und feige beschrieben.

Ganz offensichtlich gesteht er sich seine Feigheit aber nicht ein, sondern erweckt ganz im Gegenteil den Eindruck, mutig und stark zu sein, denn sonst hätte er sich ja nicht aufgemacht, das Wildschwein zu erlegen. Ein Wildschwein, das immerhin als so gefährlich galt, dass der König sich genötigt sah, dem, der es tötet, seine Tochter und damit auch das Reich zu versprechen. Man kann sich gut vorstellen, dass er zu Hause auch noch recht laut getönt und herumerzählt hat, dass er sich aufmachen werde, das Wildschwein zu töten und die Königstochter zu erlangen.

Zum Eingestehen der Angst gehört einiger Mut. Um nicht zugeben zu müssen, Angst zu haben, schicken »feige« Menschen oft den Anderen vor.

Erst auf dem Weg zum Wald wird ihm wohl bewusst, worauf er sich da eingelassen hat. Und nun bekommt er Angst, gibt es aber nicht zu, sondern schickt einfach nur den Jüngeren vor.

Dieses Verhalten ist sehr typisch für »feige« Menschen, denn schließlich gehört auch zum Eingestehen der Angst einiger Mut. Wir müssen dann zugeben, den Anforderungen nicht zu genügen und haben Angst, abgelehnt und nicht geliebt zu werden. Dabei handelt es sich häufig um Anforderungen, die in Wahrheit gar nicht eine andere Person sondern wir selbst an uns stellen, und die meist recht überzogen sind.

Die Angst vor Ablehnung sagt nichts darüber aus, was andere über uns denken, sondern sie zeigt vielmehr auf, wie wenig wir selbst von uns halten. »Ich bin nur dann wert, geliebt zu werden, wenn ich eine große Tat vollbringe, und das möglichst täglich und immer wieder«, ist die »innere Botschaft«, die hinter der Angst vor Ablehnung steckt. Dabei erwarten wir Dinge von uns, die wir selbst von andern nie erwarten würden.

Auch bei dem älteren Bruder in unserem Märchen ist das so. Vermutlich würde ihm seine Angst niemand übel nehmen, schließlich sind bereits unzählige Ritter und Jäger an der Aufgabe gescheitert. Aber weil er nichts von sich hält und nicht den Mut aufbringen kann, sich und der Welt seine Angst einzugestehen, nimmt das Drama seinen Lauf.

Der jüngere Bruder kann das Wildschwein – symbolisch steht es für das »wilde Schwein«, das Dunkle, Schattenhafte in ihm selbst – erlegen, weil er ein gutes und mutiges Herz hat. Dieses gute mutige Herz verleitet ihn dann aber auch dazu, ganz naiv sein Vertrauen zu schenken und nicht zu spüren, wo Neid und Hass ihm entgegenschlagen. Andererseits, wen wundert's, wo doch der Gegenspieler immerhin der eigene Bruder ist. So kommt es schließlich zum Brudermord, und nicht nur das, der feige, »falsche« Bruder wird auch noch belohnt und erhält die Prinzessin.

Dass die Tat am Ende doch noch herauskommt und der falsche Bruder gerichtet wird, tröstet nur wenig, denn lebendig wird dadurch der andere auch nicht mehr. Aber die Vielzahl der Märchen hält eben all das für uns bereit, was zum Menschsein gehört, und da Hass, Neid und Mord Facetten des Lebens sind, finden wir im Märchenschatz der Welt auch solche Geschichten.

Jeder neue Schritt, den wir im Leben tun, ist mit Risiken verbunden und damit auch bewusst oder unbewusst von Angst begleitet. Weil uns das Leben immer wieder mit Unbekanntem und Ungekonntem konfrontiert, schweben wir sozusagen dauernd in Gefahr. Erich Kästner umreißt diesen »Zustand« in einem seiner Gedichte mit dem Satz: *Leben ist immer lebensgefährlich*. Aber würden wir uns dieser »ständigen Lebensgefahr« immerzu bewusst sein, würden wir vor Angst krank. Diese »ständige Lebensgefahr« zu verdrängen ist darum auch so etwas wie Selbstschutz.

Im nächsten Märchen lernen wir eine junge Frau kennen, die mit ihrer Angst vor dem Unbekannten und den Anforderungen des Lebens nicht fertig wurde, sich in die Depression flüchtete und schließlich dem Irrsinn verfiel.

DIE KLUGE ELSE

Es war ein Mann, der hatte eine Tochter, die hieß die kluge Else. Als sie nun erwachsen war, sprach der Vater »wir wollen sie heiraten lassen.«

»Ja«, sagte die Mutter, »wenn nur einer käme, der sie haben wollte.«

Endlich kam von weither einer, der hieß Hans und hielt um sie an, er machte aber die Bedingung, dass die kluge Else auch recht gescheit wäre. »O«, sprach der Vater, »die hat Zwirn im Kopf«, und die Mutter sagte: »Ach, die sieht den Wind auf der Gasse laufen und hört die Fliegen husten.«

»Ja«, sprach der Hans, »wenn sie nicht recht gescheit ist, so nehm ich sie nicht.«

Als sie nun zu Tisch saßen und gegessen hatten, sprach die Mutter: »Else, geh in den Keller und hol Bier.« Da nahm die kluge Else den Krug von der Wand, ging in den Keller und klappte unterwegs brav mit dem Deckel, damit ihr die Zeit ja nicht lang würde. Als sie unten war, holte sie ein Stühlchen, stellte es vors Fass, damit sie sich nicht zu bücken brauchte und ihrem Rücken etwa nicht weh täte und unverhofften Schaden nähme. Dann stellte sie die Kanne vor sich und drehte den Hahn auf, und während der Zeit, dass das Bier hineinlief, wollte sie doch ihre Augen nicht müßig lassen, sah oben an die Wand hinauf und erblickte nach vielem Hin- und Herschauen eine

Kreuzhacke gerade über sich, welche Maurer da aus Versehen hatten stecken lassen. Da fing die kluge Else an zu weinen und sprach »wenn ich den Hans kriege, und wir kriegen ein Kind, und das ist groß, und wir schicken das Kind in den Keller, dass es hier soll Bier zapfen, so fällt ihm die Kreuzhacke auf den Kopf und schlägts tot.«
Da saß sie und weinte und schrie aus Leibeskräften über das bevorstehende Unglück. Die oben warteten auf den Trank, aber die kluge Else kam immer nicht. Da sprach die Frau zur Magd: »Geh doch hinunter in den Keller und sieh, wo die Else bleibt.«
Die Magd ging und fand sie vor dem Fasse sitzend und laut schreiend. »Else, was weinst du?«, fragte die Magd. »Ach«, antwortete sie, »soll ich nicht weinen? Wenn ich den Hans kriege, und wir kriegen ein Kind und das ist groß, und soll hier Trinken zapfen, so fällt ihm vielleicht die Kreuzhacke auf den Kopf und schlägt es tot.«
Da sprach die Magd: »Was haben wir für eine kluge Else«, setzte sich zu ihr und fing auch an über das Unglück zu weinen.
Über eine Weile, als die Magd nicht wiederkam, und die droben durstig nach dem Trank waren, sprach der Mann zum Knecht: »Geh doch hinunter in den Keller und sieh, wo die Else und die Magd bleiben.«
Der Knecht ging hinab, da saß die kluge Else und die Magd, und weinten beide zusammen. Da fragte er: »Was weint ihr denn?« »Ach«, sprach die Else, »soll ich nicht weinen? Wenn ich den Hans kriege, und wir kriegen ein

Kind, und das ist groß, und soll hier Trinken zapfen, so fällt ihm die Kreuzhacke auf den Kopf und schlägts tot.« Da sprach der Knecht: »Was haben wir für eine kluge Else!« setzte sich zu ihr und fing auch an laut zu heulen. Oben warteten sie auf den Knecht, als er aber immer nicht kam, sprach der Mann zur Frau: »Geh doch hinunter in den Keller und sieh, wo die Else bleibt. Die Frau ging hinab und fand alle drei in Wehklagen, und fragte nach der Ursache, da erzählte ihr die Else auch, dass ihr zukünftiges Kind wohl würde von der Kreuzhacke totgeschlagen werden, wenn es erst groß wäre, und Bier zapfen sollte, und die Kreuzhacke fiele herab. Da sprach die Mutter gleichfalls: »Ach, was haben wir für eine kluge Else«, setzte sich hin und weinte mit.

Der Mann oben wartete noch ein Weilchen, als aber seine Frau nicht wiederkam und sein Durst immer stärker ward, sprach er: »Ich muss nun selber in den Keller gehen und sehen, wo die Else bleibt.« Als er aber in den Keller kam, und alle da beieinander saßen und weinten, und er die Ursache hörte, dass das Kind der Else schuld wäre, das sie vielleicht einmal zur Welt brächte und von der Kreuzhacke könnte totgeschlagen werden, wenn es gerade zur Zeit, wo sie herabfiele, darunter säße, Bier zu zapfen, da rief er: »Was für eine kluge Else!« setzte sich und weinte auch mit. Der Bräutigam blieb lange oben allein, da niemand wiederkommen wollte, dachte er: »Sie werden unten auf dich warten, du musst auch hingehen und sehen, was sie vorhaben.«

Als er hinabkam, saßen da fünfe und schrieen und jammerten ganz erbärmlich, einer immer besser als der andere. »Was für ein Unglück ist denn geschehen?«, fragte er. »Ach, lieber Hans«, sprach die Else: »Wenn wir einander heiraten und haben ein Kind, und es ist groß und wir schickens vielleicht hierher, Trinken zu zapfen, da kann ihm ja die Kreuzhacke, die da oben ist stecken geblieben, wenn sie herabfallen sollte, den Kopf zerschlagen, dass es liegen bleibt; sollen wir da nicht weinen?«
»Nun«, sprach Hans, »mehr Verstand ist für meinen Haushalt nicht nötig; weil du so eine kluge Else bist, so will ich dich haben«, packte sie bei der Hand und nahm sie mit hinauf und hielt Hochzeit mit ihr.
Als sie den Hans eine Weile hatte, sprach er: »Frau, ich will ausgehen arbeiten und uns Geld verdienen, geh du ins Feld und schneid das Korn, dass wir Brot haben.«
»Ja, mein lieber Hans, das will ich tun.« Nachdem der Hans fort war, kochte sie sich einen guten Brei und nahm ihn mit ins Feld. Als sie vor den Acker kam, sprach sie zu sich selbst: »Was tu ich? Schneid ich ehr? Oder eß ich ehr? Hei, ich will erst essen.« Nun aß sie ihren Topf mit Brei aus, und als sie dick satt war, sprach sie wieder: »Was tu ich? Schneid ich ehr, oder schlaf ich ehr? Hei, ich will erst schlafen.« Da legte sie sich ins Korn und schlief ein.
Der Hans war längst zu Haus, aber die Else wollte nicht kommen, da sprach er: »Was hab ich für eine kluge Else, die ist so fleißig, dass sie nicht einmal nach Haus

kommt und isst.« Als sie aber noch immer ausblieb und es Abend ward, ging der Hans hinaus und wollte sehen, was sie geschnitten hätte: aber es war nichts geschnitten, sondern sie lag im Korn und schlief. Da eilte Hans geschwind heim, und holte ein Vogelgarn mit kleinen Schellen und hängte es um sie herum; und sie schlief noch immer fort. Dann lief er heim, schloss die Haustür zu und setzte sich auf seinen Stuhl und arbeitete. Endlich, als es schon ganz dunkel war, erwachte die kluge Else, und als sie aufstand, rappelte es um sie herum, und die Schellen klingelten bei jedem Schritte, den sie tat. Da erschrak sie, ward irre, ob sie auch wirklich die kluge Else wäre, sprach: »Bin ichs, oder bin ichs nicht?« Sie wusste aber nicht, was sie darauf antworten sollte, und stand eine Zeitlang zweifelhaft. Endlich dachte sie: »Ich will nach Haus gehen und fragen, ob ichs bin oder ob ichs nicht bin, die werden's ja wissen.« Sie lief vor ihre Haustüre, aber die war verschlossen. Da klopfte sie an das Fenster und rief: »Hans, ist die Else drinnen?« »Ja«, antwortete Hans, »sie ist drinnen.« Da erschrak sie und sprach: »Ach Gott, dann bin ichs nicht und ging vor eine andere Tür. Als aber die Leute das Klingeln der Schellen hörten, wollten sie nicht aufmachen, und sie konnte nirgends unterkommen. Da lief sie fort zum Dorf hinaus, und niemand hat sie wieder gesehen.

Gebrüder Grimm

Obwohl dieses Märchen so dramatisch ist und die Protagonistin ein so schlimmes Ende nimmt, zählt es zu den Schwankmärchen.

Es ist gut zu beobachten, wie sich Else hinter ihrer Angst versteckt, um vor der Realität zu fliehen. Die Realität ist, dass man von ihr erwartet, erwachsen zu werden und eine Ehe einzugehen. Doch Else fühlt sich überfordert. Im Keller, der für das Unbewusste steht, bricht ihre verdrängte Angst auf und macht sich an einer simplen Kreuzhacke fest.

Natürlich geht es bei Elses Angst gar nicht um diese Hacke und das Kind, das vielleicht einmal geboren werden wird. Es geht um Else selbst, die nun aus dem Haus gehen und für einen eigenen Hausstand verantwortlich sein soll, geht um ihre Angst vor dem Mann, vor der Beziehung, vor dem Frausein, der Sexualität.

Sie haben im ersten Teil des Buches schon darüber gelesen: Viele Menschen neigen dazu, Ängste auf Ersatzobjekte zu projizieren, die leichter zu vermeiden sind als die eigentlichen Angstauslöser. Hier noch einmal ein Beispiel zur Verdeutlichung: Habe ich Angst vor Hunden und lebe in einer deutschen Großstadt, laufe ich ständig Gefahr mit meinen Ängsten konfrontiert zu werden, denn überall können mir Hunde begegnen. Projiziere ich meine Angst vor Hunden aber auf Löwen, kann ich sicher sein, mich nicht mit ihr auseinandersetzen zu müssen, so lange ich Zirkus- und Zoobesuche meide.

Zu Zeiten, in der unser Märchen von der »Klugen Else« entstand, war eine Ehe für eine Frau von gewissem Stand nicht vermeidbar, sie *musste* einfach heiraten. Also hat Else ihre Angst vor dem Mann und der Ehe, der sie sich nicht entziehen kann, auf ein Ersatzobjekt verschoben – die Kreuzhacke im Keller.

Die Tatsache, dass auch die Bediensteten und die Eltern sich in diese Angst mit hineinziehen lassen, verdeutlicht dann auch, wie sehr Else an ihre Familie gebunden ist. Sie hat sich nie gelöst von Vater und Mutter, so wenig, wie die Eltern sie loslassen konnten. Wie sollte sie da auch so einfach aus ihrer Rolle der behüteten und verwöhnten Tochter (ach, wie klug doch unsere liebe Else ist!) in die einer Ehefrau, Geliebten und zukünftigen Mutter wechseln?

Der Schritt in die Eigenständigkeit des Erwachsenenlebens macht Else so viel Angst, dass sie sich in die Depression flüchtet.

Der Tatsache, dass am Schluss auch der Bräutigam in den Keller kommt, können wir entnehmen, dass er um Elses seelischen Zustand weiß. Trotzdem heiratet er sie, verlangt dann aber, dass sie ihre Pflichten übernimmt.

»Schneide ich ehr (eher)? Oder esse ich ehr?« fragt sich Else auf dem Feld – oder anders ausgedrückt: »Werde ich erwachsen? Oder bleibe ich Kind?«

Else entscheidet sich, ein Kind zu bleiben. Zwar ist sie »folgsam« und sagt sofort ja, als ihr Mann etwas aufträgt und will wohl auch »funktionieren«, aber ihre kindlichen (oralen) Bedürfnisse gehen dann doch vor, müssen befriedigt werden, Verantwortung kennt sie nicht und ist ihr auch nicht gewachsen.

»Schneide ich ehr? Oder schlafe ich ehr?« Das sind dann die nächsten Fragen, die sie sich stellt. Mit anderen Worten:

»Gehe ich meine Probleme aktiv an oder ziehe ich mich in meine innere Scheinwelt zurück?« Auch hier entscheidet sie sich für das zweite und legt damit den Grundstein für ihre seelische Krankheit, die den Weg über die Depression nimmt und schließlich im Irrsinn endet.
Meist ist der Schlaf im Märchen als Übergangssituation zu verstehen, eine Zeit des Reifens. Im Schlaf vollzieht sich Wandel, wird das Neue, Positive vorbereitet. Doch hier müssen wir den Schlaf als Rückzug aus der Realität des Lebens verstehen.
Sehen wir uns nun einmal den Ehemann an. Er heiratet Else, obwohl er tief in seinem Innersten weiß, dass sie ihm nicht genügen wird. Vielleicht war sie für ihn auch nur hübsch anzusehen, und er wollte sie »besitzen«. Vielleicht hatte sie eine ordentliche Mitgift, die er sich nicht entgehen lassen wollte. Vielleicht ist aber auch er selbst unreif und hat kein Gefühl für Verantwortung. Jedenfalls kann er sie nicht erreichen, versucht es auch gar nicht, und lässt sie in ihrer Not am Ende nicht nur alleine, sondern hängt ihr Schellen an, was nichts anderes heißt, als dass er sie zum Narren macht. Mit Liebe und Beziehung hat das nichts zu tun. Also nicht nur Else hat in dieser Beziehung versagt, sondern auch Hans, und so, wie sie sich in die Dunkelheit des Schlafes zurückzieht, schließt er sich ein (verschließt sich ihr) und ist nicht mehr für sie da.
Am Schluss weiß Else nicht mehr, wer sie ist. Sie hat sich nicht gefunden, darüber ihre Identität verloren und irrt schließlich »heimatlos« umher. Die Angst, die sie nicht bewältigt hat, hat aus ihr ein seelisches Wrack gemacht, sie in den Wahnsinn getrieben.

Was wäre aber nötig gewesen, um diese Angst zu überwinden?
Zuallererst Elses Ablösung von den Eltern. Diese Ablösung ist Voraussetzung dafür, zu sich selbst zu finden, seine eigene Kraft zu entwickeln, eigene Bedürfnisse zu erkennen und auch für sie einzustehen.
Ebenso wichtig wäre es für ihre Persönlichkeitsentwicklung gewesen, ihre Angst anzunehmen bzw. sich damit auseinanderzusetzen.
Else zählt zu den depressiven Persönlichkeiten. Sie hat vor allem Angst vor der Individuation, also eine eigenständige Persönlichkeit zu sein, mit der daraus resultierenden Verlustangst und der Angst, alleine gelassen zu werden. Auf eine heutige Lebenssituation übertragen, wäre es für Else am besten, sie würde professionelle Hilfe in Anspruch nehmen.

Verzweifelte Angst in einer lebensbedrohlichen Situation

Wir alle wissen, was am 11. September 2001 passierte. Vier Passagiermaschinen wurden entführt, zwei davon sind ins Weltwirtschaftszentrum von New York, eine ins Pentagon geflogen. Die vierte Maschine erreichte ihr Ziel nie, sie wurde von den Passagieren absichtlich zum Absturz gebracht.
Diese Bilder waren nicht im Fernsehen zu sehen, wir konnten sie uns nur in unserer Phantasie ausmalen: Etwa 120 oder 130 Menschen sind dicht im Heck eines Flugzeuges zusammenge-

drängt, das sich in der Gewalt von Entführern befindet. Es sind Menschen, die wissen, dass in etwa zur selben Zeit weitere Flugzeuge entführt wurden, was mit diesen Flugzeugen passierte, und dass ihnen nun dasselbe Schicksal bevor steht. Diese Menschen beschließen, nicht abzuwarten sondern zu handeln, wissend, dass sie damit ihrem eigenen Tod nicht entfliehen können, ihn im Gegenteil noch früher herbeiführen, aber wohl hoffend, so wenigstens das LOeben anderer Menschen zu retten. Für mich waren immer sie die wirklichen Helden in diesem schrecklichen Terrorkrieg.

Mut ist nicht die Kehrseite von Angst, sondern eine Folge, denn Mut entsteht, wenn man trotz Angst handelt und sie so überwindet.

Immer schon wurden Leute entführt, wurden manchmal über Wochen und Monate festgehalten und mussten um ihr Leben bangen. Immer schon gab es Terroranschläge, die verheerend waren und Menschen in Angst und Schrecken versetzten. Aber nie hat ein Ereignis dieser Art weltweit so viel Panik und Entsetzen ausgelöst, wie das, was am 11. September 2001 in New York passierte.

Es gibt viele Menschen – gerade auch Kinder – die seitdem von der Angst gequält werden, einem Anschlag zum Opfer zu fallen. Andere wieder verdrängen diese Angst vollkommen, indem sie mit ihr spielen, so wie der Mann, der sich Künstler nennt und in seiner Stadt zwölf weiße »Milzbrandpakete« verteilte – was nach meinem Verständnis nichts anderes war, als eine Flucht in die Macht, um der eigenen Angst zu entkommen.

Niemand von uns weiß, wie er in einer ähnlichen katastrophalen Situation reagieren würde, und ich denke, niemand wünscht sich, das einmal ausprobieren zu können. Wer aber Angst davor hat, sollte seine Gedanken daran nicht einfach verdrängen, sondern sich mit ihnen auf konstruktive Weise auseinandersetzen. Das gilt ebenso und vor allem auch für Eltern, deren Kinder von solchen Ängsten geplagt werden. Der Ratschlag: »Denke einfach nicht mehr an diese schrecklichen Bilder, als das Flugzeug in den Wolkenkratzer flog«, würde dem Kind ganz sicher nicht helfen.

Helfen kann in solchen Situationen nur das Gespräch und geduldiges Zuhören. Helfen kann es, die Kinder anzuregen, solche Schreckensbilder, die in ihnen sind, zu malen, wodurch sie nach außen gebracht werden. Denn erst wenn wir unseren Ängsten Gestalt geben, können wir ihnen entgegentreten. Und helfen kann auch das Vorlesen ausgesuchter Märchen, in denen Ängste bewältigt werden, denn sie zeigen dem Kind, dass es stark sein kann und dass es Hoffnung und Lösungen gibt.

Um ein Beispiel zu geben, wie positiv sich die Auseinandersetzung mit seinen Ängsten auswirken kann, möchte ich folgende Geschichte erzählen: Eine Klientin, 34 Jahre alt, wurde von Angstträumen gequält, in denen sie von einer Art SS gefangen genommen und in ein dunkles, fensterloses Verlies gesteckt wurde. In einer Sitzung bat ich sie, die Augen zu schließen und sich dieses Verlies vorzustellen. Dann regte ich sie an, das Verlies genauestens zu untersuchen. Ich hoffte dabei, sie würde irgendwo eine versteckte Tür oder etwas Ähnliches finden, durch die sie dieses Verlies verlassen konnte, aber sie fand keinen »Ausweg« oder sonst etwas, das ihr helfen konnte.

Als sie das nächste Mal kam, zeigte sie mir fast strahlend ein Buch. Es war die Schachnovelle von Stefan Zweig. Dieses Buch handelt von einem Mann, der, wie sie in ihrer Vorstellung, von SS-Männern in einem dunklen Raum eingekerkert worden war und die seelische Folter, die man ihm antat, nur überlebte, weil er in seiner Vorstellung endlose Schachpartien spielte. Damit hielt er sich geistig so weit über Wasser, dass er nicht an dem Terror, dem er ausgesetzt war, zerbrach.

Meine Klientin hatte das Buch »zufällig« entdeckt und sagte nun: »Als ich es las, wurde mir plötzlich klar, dass es in meinen Träumen nicht um das Eingesperrtsein ging, sondern um die Angst, nicht mit solch einer Situation umgehen zu können und meine Würde zu verlieren. Das Buch hat mir aber gezeigt, dass der Wille viel stärker ist als alles andere, wenn man nur an sich glaubt. Es hat mir einfach Mut gemacht, und es hat mir ein Vorbild gegeben, an das ich mich jetzt halten kann.«

Sie hat diesen Traum dann auch nie mehr geträumt, und war plötzlich auch im Umgang mit anderen Menschen viel selbstbewusster.

Ein anderes Beispiel gab mir eine Frau, deren Tochter nach einem Motorradunfall drei Tage im Koma lag. »Ich saß ununterbrochen bei ihr«, erzählte sie. »Zuerst redete ich mir ein, sie wird schon nicht sterben, die Ärzte haben ja all diese Maschinen, und sie war doch immer so stark, und sonst wäre sie doch sofort gestorben. Ich war unglaublich gelassen. Doch nach 28 Stunden überfiel mich ohne einen ersichtlichen Anlass plötzlich Panik, und die Angst fraß mich von da an schier auf. Ich weiß nicht warum, ich bin kein besonders christlicher

Mensch, aber da fing ich plötzlich zu beten an, und über das Beten fand ich wieder zu mir. Ich glaube nicht, dass das Beten bewirkt hat, dass meine Tochter nach 74 Stunden Koma wieder wach wurde – aber ganz sicher hat das Beten bewirkt, dass ich über meine Angst um sie nicht verrückt geworden bin.«

Um Gott und Gottvertrauen geht es auch im nächsten und letzten Märchen, das ich vorstellen möchte. Der Spruch: »Der Mensch denkt, Gott lenkt« kommt nicht von ungefähr. Wir sind für uns selbst verantwortlich, und das in jeder Lebenslage. Wenn wir in Not geraten, müssen wir all unsere Kraft mobilisieren, um wieder herauszukommen. Es gibt allerdings Situationen, da hilft alles Tun nicht mehr, da können wir nur noch auf die göttliche Macht oder das Schicksal vertrauen.

Im folgenden Märchen aus 1001 Nacht erzählt ein junger Mann, der hingerichtet werden soll, die Geschichte eines anderen zum Tode Verurteilten, der gerettet wurde.

GESCHICHTE DES GEFANGENEN, DEN GOTT BEFREITE

Als der König den Jungen holen ließ, sagten die Wesire (Minister des Sultans): »Verworfener Mensch, hast du noch Freude am Leben? Hoffst du noch auf Erlösung?«

Er antwortete: »O ihr gottlosen Wesire! Kann ein verständiger Mensch aufhören, auf Gott zu vertrauen? So unterdrückt auch ein Mensch sein mag, kann ihn Gott doch aufrichten und mitten im Tode ihm neues Leben geben; kennt ihr nicht die Geschichte des Gefangenen, den Gott gerettet?« Als der König fragte: »Was ist das für eine Geschichte?« erzählte der Jüngling:
»Ein König, der ein hohes Schloss hatte, von welchem man auf das Gefängnis sehen konnte, hörte einst in der Nacht, wie jemand rief: »Allah, dessen Hilfe jedem nahe ist, befreie mich!« Der König geriet in Zorn und dachte, der Dummkopf hofft, dass seine Schuld ihm erlassen werde. Er erkundigte sich nach den Eingekerkerten, und als man ihm sagte, dass in diesem Gefängnis nur Verbrecher, auf denen eine Blutschuld hafte, eingesperrt seien, ließ er den Mann vor sich kommen und sagte: »Du einfältiger Mensch! Wie kannst du bei der Größe deines Verbrechens aus diesem Gefängnis befreit zu werden hoffen?« Er übergab ihn dann seinen Soldaten und befahl ihnen, ihn vor der Stadt aufzuhängen.
Als diese ihn in der Nacht zur Stadt hinausführten, wurden sie von bewaffneten Räubern überfallen. Die Soldaten ließen den Verurteilten los, und er floh in einen Wald. Aber bald fiel ein furchtbarer Löwe über ihn her, warf ihn zu Boden, riss dann einen Baum aus der Wurzel, legte ihn auf den Mann und lief fort, um sein Weibchen zu holen. Dem ungeachtet vertraute der Mann

noch auf Gottes Hilfe. Als er die Blätter des Baumes zurückschob, sah er sehr viele Gebeine von Menschen, die der Löwe zerrissen hatte. Er sah auch einen Haufen Gold auf der Erde liegen, den er zu sich steckte. Nach und nach gelang es ihm, unter dem Baume hervorzukriechen und aus dem Walde zu entfliehen. Er drehte sich, aus Furcht vor dem Löwen, weder rechts noch links, bis ein Städtchen kam, da legte er sich ermattet nieder und ruhte aus bis Tagesanbruch, dann vergrub er sein Gold, ging ins Städtchen und lebte dort mit Gottes Hilfe von dem Golde, das er später holte.«

Märchen aus 1001 Nacht

Man kann darüber streiten, ob es nun Gott war oder nur Zufall, der da eingegriffen hat. Aber der Streit wäre müßig, denn auf jeden Fall war es das Gottvertrauen des Gefangenen, das die Rettung bewirkt hat, denn hätte er nicht an Gott geglaubt und ihn angerufen, hätte ihn auch der König nicht gehört und zu sich gerufen, und dann wäre er im Gefängnis geblieben.
Auch über einen gottesfürchtigen Rabbi gibt es eine Geschichte zu erzählen, die jedoch ging ganz anders aus.

DER RABBI, DER AUF GOTTES HILFE WARTETE

Ein Rabbi kletterte bei einer Hochwasserkatastrophe auf das Dach seines Hauses. Als das Wasser immer höher stieg, rief er Gott an, ihn zu retten. Da kam ein Hubschrauber und wollte den Rabbi mitnehmen, aber der dankte und sagte: »Gott wird mich retten!«
Das Wasser stieg weiter, und wieder flehte der Rabbi Gott um Hilfe an. Ein zweiter Hubschrauber kam, doch auch ihn schickte der Rabbi fort und sagte: »Gott wird mich retten!«
Das Wasser stand dem Rabbi nun schon bis zum Halse, aber er glaubte ganz fest an Gottes Hilfe und betete weiter. Doch dann ertrank der Rabbi. Als er in den Himmel kam und Gott fragte, warum er ihn nicht erhört hätte, da antwortete Gott: »Wieso? Ich habe dir doch zweimal einen Hubschrauber geschickt!«

Wir lachen über diese Geschichte – und doch steckt sehr viel Ernst dahinter. Denn dass einer in seiner Angst um Hilfe bittet, bedeutet noch lange nicht, dass er auch bereit ist, sie anzunehmen.

Wie viele Fälle sehen wir im Leben,
wo die Menschen wie verrückt arbeiten,
und in Wirklichkeit erkennt man,
dass die Angst sie treibt.

Erich Fromm (Vita activa)

Nachwort

Während ich an diesem Buch arbeitete, besuchte ich einmal meinen jüngeren Bruder. Einige Leute waren da, und wir unterhielten uns über die Kindheit. Für meinen Bruder und mich war es immer sehr wichtig, dass unser Vater uns beim Zubettgehen eine Geschichte erzählte. Er nahm unsere Kuscheltiere – eines in die rechte, eines in die linke Hand – ließ sich ein Abenteuer für sie einfallen, und wir lauschten fasziniert und sahen zu, wie unsere Kuscheltiere an seiner Hand »lebendig wurden«. Davon erzählten wir in dieser Runde am Tisch meines Bruders.

»Und die schönste Geschichte, an die ich mich immer noch erinnere ...« begann ich.

Da fiel mir mein Bruder ins Wort: »... war die, als Hasi-Butt und Zotti-Bär (so hießen unsere beiden Kuscheltiere) über das Geländer der Donaubrücke balancierten!«

»Genau.« Wir lachten, sahen uns an, und dann sagten wir wie aus einem Mund: »Mann, war das spannend!!!«

Der ganze Tisch lachte, und man beneidete uns um unseren Geschichten erzählenden Vater.

Mein Bruder und ich hatten vorher nie daüber geredet, trotzdem erinnerten wir uns unabgesprochen genau an dieselbe Geschichte – und das nach mehr als vierzig Jahren!

Was hatten unsere beiden geliebten Kuscheltiere erlebt? Sie waren in einem sehr gefährlichen Manöver über das Geländer der Donaubrücke balanciert, einige Male ins Wanken gekommen und dabei fast in den tiefen, reißenden Fluss gefallen. Wir hatten große Angst um die beiden gehabt. Eine schaurig schöne Angst! Ganz tief drinnen wussten wir aber, dass sie es schaffen würden, denn wir vertrauten unserem Vater, den wir sehr liebten.

Es war nicht die Angst, die uns so sehr an dieser Geschichte faszinierte, dass wir beide sie vierzig Jahre lang nicht vergaßen, sondern das Erlebnis, dass die Gefahr und damit auch die Angst überwunden werden konnte.

Ich bin ganz sicher, diese Geschichte und all die anderen Geschichten, die unser Vater uns erzählte, haben uns geholfen, stark zu werden und uns die Kraft gegeben, all die Probleme zu überstehen, die das Leben für uns bereithielt und -hält.

ANHANG

Quellen

Peter-ohne-Furcht, aus »Märchen aus Mallorca«, Eugen Diederichs Verlag, München 1968, gekürzt durch die Autorin.

Häschenbraut, aus »Deutsche Märchen«, gesammelt durch die Brüder Grimm, herausgegeben bei Wilhelm Langewiesche-Brandt, Ebenhausen bei München 1911.

Märchen von der Unke, aus »Deutsche Märchen«, gesammelt durch die Brüder Grimm, herausgegeben bei Wilhelm Langewiesche-Brandt, Ebenhausen bei München 1911.

Die Ratte, die sich in die Fledermaus verwandelte, ein Indianermärchen aus Südamerika, vom Stamm der Kaschinaua. Entnommen aus »Märchen der Völker«, Holle Verlag, Baden-Baden, 1958, leicht gekürzt durch die Autorin.

Die Abenteuer des Schusters, indisches Volksmärchen aus Mauritius. Aus »Vom Blumenlager der Prinzessin Tschandrawati«, Reclam, Leipzig 1988.

Die fünf Gespenster, japanisches Volksmärchen. Aus »Japanische Märchen und Volkserzählungen«, Artia Verlag, Prag 1970.

Percht, aus *Mond, Tanz, Magie*, Luisa Francia, Verlag Frauenoffensive, München 1986. Mit freundlicher Genehmigung des Verlages.

Der Neid und die Macht der Angst, aus »Märchen aus Bulgarien«. Fischer Taschenbuch Verlag, Frankfurt am Main, 1977.

Die Hirtenflöte, aus »Der tapfere Ritter Pfefferkorn«, Kriterion Verlag Bukarest, 1977.

Die kluge Else, aus »Deutsche Märchen«, gesammelt durch die Brüder Grimm, herausgegeben bei Wilhelm Langewiesche-Brandt, Ebenhausen bei München 1911.

Geschichte des Gefangenen, den Gott befreite, aus »1001 Nacht«, Emil Vollmer Verlag, Imprint des Phaidon Verlags, Essen.

Der Rabbi, der auf Gottes Hilfe wartete, eine jüdische Geschichte, frei nacherzählt durch die Autorin.

Weitere Märchen zum Thema

- Die alte Frau und der Tod, Von Trennung, Tod und Trauer, Angeline Bauer, Gütersloher Verlagshaus
- Der Tod von Isfahan, Von Trennung, Tod und Trauer, Angeline Bauer, Gütersloher Verlagshaus
- Das blaue Flämmchen, Heilende Märchen für Eltern und Kinder, Angeline Bauer, Südwest Verlag
- Rauchende Gebeine, Heilende Märchen für Eltern und Kinder, Angeline Bauer, Südwest Verlag
- Die Bremer Stadtmusikanten, Grimms Märchen, verschiedene Verlage
- Der Königssohn, der sich vor nichts fürchtet, Grimms Märchen, verschiedene Verlage
- Hänsel und Gretel, Grimms Märchen, verschiedene Verlage
- Die Eule, Grimms Märchen, verschiedene Verlage
- Das tapfere Schneiderlein, Grimms Märchen, verschiedene Verlage
- Der Wolf und die sieben Geislein, Grimms Märchen, verschiedene Verlage
- Das Mädchen (Prinzessin) ohne Hände, deutsches Volksmärchen
- Der Herrgott als Pate, deutsches Volksmärchen
- Das Ungeheuer in der Mühle, Neff's kleine Hausbibliothek
- Das Kellermännchen, Das Manfred Kyber Buch

Literatur

Bauer, Angeline: So finde ich mein Glück, Gütersloh 2002; Märchen zum Gelingen des Lebens: Wie man den Mut zum Glücklichsein findet.

Bauer, Angeline: Von Trennung, Tod und Trauer, Gütersloh 2002; Märchen zum Gelingen des Lebens: Wie man die Angst vor dem Tod überwindet und Trauer bewältigt.

Bauer, Angeline: Neue heilende Märchen für Eltern und Kinder, München 2000; Wie Kinder durch die Kraft der inneren Bilder Angst und Probleme bewältigen.

von Bonin, Felix: Kleines Handlexikon der Märchensymbolik. Was Menschen bewegt, Stuttgart 2001.

Kast, Verena: Wege aus Angst und Symbiose, München 1987; Märchen psychologisch gedeutet.

Knoch, Linde: Praxisbuch Märchen. Verstehen – Deuten – Umsetzen. 2. Auflage, Gütersloh 2001.

Lurker, Manfred: Lexikon der Götter und Dämonen. Namen, Funktionen, Symbole/Attribute, Stuttgart 1989.

Lurker, Manfred: Wörterbuch der Symbolik, Stuttgart 1991.

Riemann, Fritz: Grundformen der Angst, München/Basel 2000; eine tiefenpsychologische Studie über die vier Grundformen der Angst.

Friedrich, Sabine/Friebel, Volker: Trau dich doch! Wie Kinder Schüchternheit und Angst überwinden, Reinbek 1996; Über den Umgang mit schüchternen und ängstlichen Kindern.